# PTSD

# 中国创伤后应激障碍防治指南

# （2024版）

**组织编写** 中华医学会精神病学分会

**主　　审** 李凌江

**主　　编** 马现仓　王学义　李卫晖

U0245410

人民卫生出版社

·北京·

# 版权所有，侵权必究！

**图书在版编目（CIP）数据**

中国创伤后应激障碍防治指南：2024 版 / 中华医学
会精神病学分会组织编写；马现仓，王学义，李卫晖主
编. -- 北京：人民卫生出版社，2024.8（2025.3重印）.
ISBN 978-7-117-36721-9

Ⅰ. R641-62

中国国家版本馆 CIP 数据核字第 2024DX1219 号

| 人卫智网 | www.ipmph.com | 医学教育、学术、考试、健康，购书智慧智能综合服务平台 |
| 人卫官网 | www.pmph.com | 人卫官方资讯发布平台 |

**中国创伤后应激障碍防治指南（2024 版）**
Zhongguo Chuangshanghou Yingji Zhang'ai
Fangzhi Zhinan（2024 Ban）

组织编写：中华医学会精神病学分会
主　　编：马现仓　王学义　李卫晖
出版发行：人民卫生出版社（中继线 010-59780011）
地　　址：北京市朝阳区潘家园南里 19 号
邮　　编：100021
E - mail：pmph @ pmph.com
购书热线：010-59787592　010-59787584　010-65264830
印　　刷：中煤（北京）印务有限公司
经　　销：新华书店
开　　本：710 × 1000　1/16　印张：13
字　　数：173 千字
版　　次：2024 年 8 月第 1 版
印　　次：2025 年 3 月第 2 次印刷
标准书号：ISBN 978-7-117-36721-9
定　　价：68.00 元

打击盗版举报电话：010-59787491　E-mail：WQ @ pmph.com
质量问题联系电话：010-59787234　E-mail：zhiliang @ pmph.com
数字融合服务电话：4001118166　E-mail：zengzhi @ pmph.com

**组织编写**　中华医学会精神病学分会

**主　审**　李凌江　中南大学湘雅二医院
**主　编**　马现仓　西安交通大学第一附属医院
　　　　　王学义　河北医科大学第一医院
　　　　　李卫晖　中南大学湘雅二医院

**编　者**（按姓氏汉语拼音排序）
　　　　　陈树林　浙江大学
　　　　　葛　龙　兰州大学
　　　　　侯彩兰　广东省人民医院
　　　　　李卫晖　中南大学湘雅二医院
　　　　　马　宁　北京大学第六医院
　　　　　马现仓　西安交通大学第一附属医院
　　　　　马小红　四川大学华西医院
　　　　　彭红军　广州医科大学附属脑科医院
　　　　　王　力　中国科学院心理研究所
　　　　　王　崴　西安交通大学第一附属医院
　　　　　王　振　上海市精神卫生中心
　　　　　王化宁　空军军医大学西京医院
　　　　　王相兰　中山大学附属第五医院
　　　　　王学义　河北医科大学第一医院
　　　　　吴文建　香港中文大学医学院
　　　　　杨建立　天津医科大学总医院
　　　　　张　丽　中南大学湘雅二医院
　　　　　张　燕　中南大学湘雅二医院
　　　　　邹韶红　新疆维吾尔自治区人民医院

**学术秘书**　张　丽　中南大学湘雅二医院
　　　　　　王　崴　西安交通大学第一附属医院

# 序

　　精神应激与人类健康的关系一直是学术界与大众的热门话题和值得探索的难解之谜。通常医学上所说的应激（stress），也称为压力，是指机体应对困难处境时的一种基础状态。这种状态的发生，一般与三个因素有关。第一个因素是应激源（stressor），即导致应激发生的事件。这类事件包括生物的、物理的、化学的、心理的诸多方面。涉及范围大到群体的战争、地震，小到发生在个体的车祸、人际关系的纠结等；强度大到危及生命的被残杀，伤害身体与尊严的被性侵犯；小到每日令人牵肠挂肚的一般家庭矛盾、工作烦恼等。无论何种事件导致个体出现精神应激，其事件的共同特点是：性质是负性的，违反了个体的需要与欲求，比如生存、情爱、地位、名利等；事件的强度（空间）或者持续性（时间）超出个体的承受或者应对能力。在这种情况下，躯体才会自动启动应激反应。应激发生的第二个因素是个体易感素质。许多研究都一致发现，面对同样事件，并非所有个体都会发生应激反应，即使在动物中也是如此。这种易感素质显然与个体的生物 - 心理 - 社会素质有关。第三个因素是支持系统的保护作用。如果面对困难处境的个体有很好的资源和社会支持系统，无论是经济的、人际的，还是社会保障体系的资源，显然都有利于个体在面对应激源时，不会发生强烈的应激反应，或者很好地应对应激处境而不对心身健康造成损害，并有助于个体从应激反应中尽快解脱出来。

从宏观的角度看，一方面，适度的精神应激可以提高个体的警觉水平，激发机体的活力，有利于个体的生存与创造；另一方面，超出个体承受能力的精神应激则会带来精神创伤，成为直接的病因导致某些疾病的发生，或影响某些疾病的发展与预后，或对个体的生理、心理发育产生深远的影响，从而参与某些疾病或某些行为易感素质的形成。在精神病学领域，过度精神应激所造成的损害健康的精神创伤中，最值得关注的就是创伤后应激障碍（post traumatic stress disorder, PTSD），它是指个体面临异常强烈的精神应激后出现的延迟发生而持久的应激相关障碍，从基础研究到临床观测，这类患者的创伤已经"深入骨髓"，用一句科学术语，就是创伤的记忆已经刻入了个体的 DNA。据流行病学报告，1/3 的 PTSD 患者病程持续十年以上，自杀率是健康者的 6 倍。

记得 2008 年"5·12"汶川地震后，时任北京大学第六医院院长的于欣教授代表中华医学会精神病学分会邀请我一起主编《创伤后应激障碍防治指南》第 1 版，当时我既有些跃跃欲试，又诚惶诚恐。因为精神应激是我多年来重点的临床研究领域之一，且 PTSD 临床表象稳定，病理特征明显，是精神应激相关障碍中真正具有代表性和值得深入研究的最好的人类应激研究模型，在临床和科研工作中每日沉淀的困扰和感悟让我对它有一种格外的偏爱。但是，PTSD 对人类健康损害严重和持久，而医学界对它的病理机制的了解和防治措施非常有限，缺少很好的临床研究证据。在这个基础上要写出一本对防治工作有指导意义和解决临床需求的指南，实在是困难重重。后来几经思考，终于下定决心组织了国内在这个领域的一批专家，完成了第 1 版的指南。回首这版指南，虽然缺点甚多，但问世后对于我国创伤后应激障碍的防治还是起了一些必要的指导作用。

光阴似箭，14 年过去了，人类依然经历着各种精神创伤性事件，公众对精神创伤致病作用的认识与有效防治的需求在不断提高；医学界对 PTSD 的临床与防治领域的研究大幅增长，积累了众多的研究成果，开发了许多新的干预技术；同时，国际上关于临床治疗指南的编写方法与程序也有了新的观念与共识，因此，《中国创伤后应激障碍防治指南（2024 版）》在中华医学会精神病学分会的倡议下应运而生。这一版的更新，是由中华医学会精神病学分会精神创伤研究协作组组织全国精神创伤研究领域的专家，按照目前国际指南编写的规则重新编写而成，编者基本都是活跃在我国精神创伤防治领域的中青年专家，他们既对科学的前沿热点有很好的把握，又有丰富的临床一线实践经验。

因此我相信新版指南的问世，将对我国 PTSD 的防治起到一定的专业指导作用。

当然，一本疾病防治指南，只代表着某一个时间段专家们对这一疾病有限的科学认识，不一定是永恒的科学真理；何况人类的疾病表现和损伤千差万别，患者的康复受到个体的社会 - 心理 - 生物诸多因素的影响，指南只能起到一个方向性的指引作用。有效的科学防治还需要临床工作者在临床实践中根据服务对象的特点予以个体化设计，从而达到精准防治的目的。然而无论如何，《中国创伤后应激障碍防治指南（2024 版）》终于付梓，值得祝贺。

此为序。

中华医学会精神病学分会第八届委员会主任委员

中国精神创伤研究协作组首任组长

李凌江

2024 年 6 月于湘雅

# 前言

　　2010 年发布的第 1 版《创伤后应激障碍防治指南》距今已 14 年。随着精神医学和循证医学研究的深入,以及临床实践经验的不断积累,中国 PTSD 的防治工作有了较大的进展。受中华医学会精神病学分会的委托,精神创伤研究协作组历时 2 年多的时间,召开线上、线下共 8 次会议,组织全国 20 多名专家参与本指南的编写。

　　本次修订首先组建了精神病学专家、心理学专家、循证医学专家团队,参照第 1 版和国际 PTSD 的治疗指南,并严格遵照循证医学规则,为药物、心理和物理治疗提供了循证医学的基础证据。

　　本指南有以下特点:

　　第一,本指南的编者都是来自全国的创伤管理专家,常年从事创伤的临床和研究工作,具有丰富的临床实践经验。

　　第二,本指南中心理治疗、药物治疗、物理治疗和其他治疗的循证医学证据的收集和分级,是在兰州大学葛龙教授团队的指导与合作下完成的,应用了国际统一证据质量分级和推荐强度系统——证据推荐分级的评估、制订与评价工具(The Grading of Recommendations

Assessment, Development and Evaluation, GRADE)。GRADE 证据分级系统由国际指南制定小组制定，明确规定了证据质量和推荐强度的标准。该系统清晰评估了不同治疗方案的关键结局，对于不同类型证据的升降级有明确、综合的标准。从证据到推荐全过程透明，充分考虑了患者的意愿和需求。GRADE 证据分级系统内容见下表。

**GRADE 证据分级和推荐分级标准**

| 证据质量分级 | 具体描述 |
| --- | --- |
| 高（A） | 非常有把握观察值接近真实值 |
| 中（B） | 对观察值有中等把握：观察值有可能接近真实值，但也有可能差别很大 |
| 低（C） | 对观察值的把握有限：观察值可能与真实值有很大差别 |
| 极低（D） | 对观察值几乎没有把握：观察值与真实值可能有极大差别 |
| **推荐强度分级** | **具体描述** |
| 强（1） | 明确显示干预措施利大于弊或弊大于利 |
| 弱（2） | 利弊不确定或无论质量高低的证据均显示利弊相当 |

第三，本指南最大的特点是强调了各种心理疗法治疗 PTSD 的重要性，以及新型物理治疗的应用，相对于第 1 版指南增加了近十年的研究新进展，特别是与创伤相关的儿童障碍、前期评估以及健康教育。

第四，本指南共有七章，第一章为 PTSD 总述，全面介绍了成人和儿童 PTSD 的临床特征、流行病学、防治现状、疾病负担、风险因素和病理机制。第二章介绍了 PTSD 的评估与诊断，参照了《精神障碍诊断与统计手册（第 5 版）》（DSM-5）和《国际疾病分类第十一次修订本》（ICD-11）的诊断标准。第三章是 PTSD 的治疗，包括治疗前评估、治疗原则和技巧，详细介绍了药物治疗、心理治疗、物理治疗以及其他治疗的循证医学证据。PTSD 是唯一有病因的一组创伤性精神障碍，因此本指南着重阐述了各种心理治疗方法，并提供了循证医学证据，有理有据，具有可操作性，这是本指南的一个亮点。第四章介绍了特殊人群 PTSD 的处理，如儿童青少年、老年、女性患者、一线人员，以及共病躯体和其他精神障碍、伴自杀风险、慢性 PTSD、复合性 PTSD 及 PTSD 相关障碍的处理。第五章重点是 PTSD 的管理，从文化和人性化的角度，建立医患联盟关系，采用生物 - 心理 - 社会多维度评估，以及包括住院、安全性、生活质量、功能障碍、会诊 - 联络服务、依从性，特别是健康教育等全方位的综合管理。第六章重点介绍了创伤后的防治体系、措施和方法，以及重大灾难事件后的心理危机干预策略。第七章在现有评估和防治的基础上，提出未来的 PTSD 研究和临床需求，构建三大治疗原则（药物、心理、物理治疗）的精准化，创建新的治疗理念，如机器学习、数字疗法等。

总之，本指南为临床医师特别是精神科医师、临床心理学家、社会工作者提供了一套完整的、规范化的评估和防治指南，原则性很强，但不是唯一的准则，评估和治疗要因人而异、因病而异，不能千篇一律，临床医师应建立个性化的治疗理念。

我国对 PTSD 的研究和临床管理起步较晚，近年来，PTSD 逐步引起了政府、社会、广大科研人员和临床工作者的关注，并得到了飞跃发展。我们希望《中国创伤后应激障碍防治指南（2024 版）》的出版，能够使 PTSD 的防治工作更上一个新台阶。也希望同仁们在临床使用过程中提出宝贵建议。

感谢河北医科大学第一医院于鲁璐和王岚主任医师，无锡市精神卫生中心何小燕副主任医师，中山大学附属第五医院杨晨博士，西安交通大学第一附属医院贺海蓉和高凤洁博士，浙江大学心理与行为科学系魏艳萍博士，兰州大学公共卫生学院卫生政策与管理学系刘雅菲硕士、李颖硕士、程千吉硕士、杨水华硕士、宁金铃硕士、赵威龙硕士、夏丹妮硕士、刘嘉艺硕士，甘肃中医药大学护理学院黄嘉杰硕士对本书的贡献。

马现仓　王学义　李卫晖

2024 年 6 月

# 利益冲突声明 —————————————

我们特此声明，所有相关人员不存在利益冲突，保证了指南的客观性、公正性及可靠性。

# 目录

# 第一章

创伤后应激障碍总述

# 1 第一章

## 创伤后应激障碍总述

创伤后应激障碍（post traumatic stress disorder，PTSD），是由于遭受异乎寻常的威胁性、灾难性心理创伤，导致的延迟出现和长期持续存在的精神障碍。创伤性事件通常包括严重事故、地震、被性侵犯、被绑架、目睹他人死亡等。患者通常以生动的侵入性记忆（闪回）、病理性回避、警觉性增强或噩梦的形式表达创伤性事件，并伴随强烈的情绪、认知变化和躯体反应，严重影响患者的社会功能。

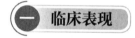

### 一 临床表现

在大多数情况下，PTSD 症状在遭遇创伤性事件后的第 1 个月出现，病程至少持续 1 个月。患者的症状通常在前 3 个月内较为突出，3 个月后则趋于稳定。但在少数情况下，症状可能会延迟数月甚至数年才会出现。然而，一旦出现典型症状，就会对患者的日常生活、学习和工作产生重大影响。

#### （一）成人创伤后应激障碍

创伤后应激障碍的症状表现因人而异，但通常包括四大核心症状群。

#### 1. 核心症状

（1）侵入性症状：在重大创伤性事件发生后，患者不由自主地、反复发生侵入性创伤性体验的重现。患者常常以清晰的、极端痛苦的方式显现着这种"重复性创伤性事件体验"，称为闪回。此时，患者仿佛置身于创伤性事件发生时的情景，伴发情感症状。反复侵入是 PTSD 最常见的特征性症状。

　　在创伤性事件后,频繁出现内容清晰、与创伤性事件相关的梦境(梦魇),并产生与当时相似的情感体验。患者常常从梦境中惊醒,并在醒后继续主动"延续"被"中断"的场景,从而产生强烈的情感体验。患者面临、接触与创伤性事件相关联或类似的事件、情景或其他线索时,通常出现强烈的心理痛苦和生理反应。事件发生的周年纪念日、相近的天气及各种场景因素都可能促发患者的心理与生理反应。

　　(2)持续性回避:在创伤性事件发生后,患者对与创伤有关的事物采取持续主动回避的态度。回避的内容包括创伤性事件或与其高度相关的痛苦记忆、思想或感觉以及能唤起这些痛苦的情景、人、对话、地点、活动、物体等。

　　(3)警觉性增高

　　1)过度警惕:过度关注周围发生的事情,整日精神紧绷、过度警觉,无法放松。

　　2)容易受到惊吓:对周围环境的噪声和动作反应过度,容易一惊一乍。

　　3)注意力难以集中:难以集中注意力于当下的任务。

　　4)睡眠障碍:难以入睡,睡眠浅,维持睡眠困难,经常做噩梦,梦境内容通常与创伤性事件相关。

　　5)易怒:容易烦躁,发脾气,甚至会有暴怒、攻击行为等。

　　6)行为冲动鲁莽:有冲动鲁莽的行为,甚至自我毁灭的行为。

　　(4)认知和心境的负性改变

　　1)无法记住创伤性事件的某个重要方面:比如无法记住创伤性事件的起因或过程,或结局,通常是由于分离性遗忘症,而不是脑损伤、乙醇(酒精)、毒品等因素所致。

　　2)对创伤性事件的原因或结果持续性的认知歪曲:比如内疚或罪恶感、责备自己或他人。

　　3)对自己、他人或世界产生持续放大的负性信念和预期:比如认为"世界是绝对危险的""没有人可以信任""我很坏"等。

4）情感麻木：感到自己与外界疏远、隔离，难以与他人建立亲密的关系，难以表达、体验或接受正性的情感，比如不能表露亲情和爱慕。

5）持续的负性情绪症状：比如害怕、恐惧、愤怒、内疚、羞愧等，感觉度日如年，生不如死，严重者会有自杀观念或自杀行为。

6）显著减少对重要活动的参与：对重要或大部分活动都兴趣索然，很少外出参加有意义的活动。

**2．分离症状**

除上述四大核心症状外，PTSD还会有分离症状，包括人格解体或现实解体症状。

（1）人格解体：对自我或身体的不真实的体验，体验到自己的思想、情绪与行为变得不真实，体验不到喜、怒、哀、乐等情绪的变化。比如觉得身体好像不是自己的，或者感到"迷失"或"发呆"或"出神"。

（2）现实解体：持续或反复体验到对环境的非真实感，对周围环境的感知清晰程度降低，感到周围事物变得模糊不清，缺乏鲜明生动感，视物如隔一层帷幔，听声音如隔一道屏障。比如感觉周围的环境是虚幻的、梦样的、遥远的。

### （二）儿童创伤后应激障碍

### 1．侵入性症状

在儿童PTSD中，关于创伤性事件的侵入性和痛苦的想法很常见。这些想法和记忆都是无意识和无法控制的，即使在儿童不联想创伤性事件时也会发生。

侵入性想法常由创伤线索触发，比如能有使儿童想起创伤性事件的景象、声音、气味、人物及地点。对于年幼儿童，侵入性想法可能表现为反复在游戏中演绎创伤性事件细节或表达创伤主题（如有人受伤）。

PTSD儿童常做令其不安的梦或梦魇。尽管成人PTSD相关梦魇的梦境内容经常涉及创伤性事件，但儿童梦魇的梦境内容常常与创伤性事件没有直接关联。由于做梦期间或做梦之后被吓醒，长期梦魇可导致 PTSD 儿童出现入睡困难。

其他侵入性症状包括面对创伤性事件相关线索时出现剧烈痛苦和生理反应。创伤提示既可以是内在的（比如想法和记忆，与创伤性事件中体验到的相似的身体感觉），也可以是外在的（比如与创伤性事件有关的人物、地点和感官体验）。

### 2. 回避症状

回避性症状通常在面对痛苦和无法控制的再体验症状时出现。当儿童接触与创伤相关的线索后经历巨大的痛苦时，他们往往会回避让他们想起创伤性事件的情景。避免创伤可表现两种方式。

（1）避免或尽量回避能够唤起创伤性事件的想法、感受和记忆。

（2）避免或尽量回避能够唤起创伤性事件的人物、对话、地点和活动。在年幼的儿童中，回避可表现为有限制地玩耍或减少对环境的探索。

### 3. 负性认知和情绪改变

PTSD 儿童情绪状态的持续改变特别常见，表现为恐惧、愤怒、内疚和羞愧等负性情绪，而快乐、感兴趣和爱的正性情绪减少。PTSD 儿童可能表现出对创伤性事件发生前他们所喜爱的活动兴趣减少或参与积极性下降。对儿童来说，与重要的人保持依恋和联系可能会更加困难，从而产生逃避或疏远的感觉。

PTSD 儿童可能会对自己、他人和世界产生消极的信念或态度。比如，他们会认为自己很坏，或者自己被创伤所伤害，不能再信任其他人，以及认为世界并不安全等。在 PTSD 儿童中，歪曲的认知和责备也很常见。许多PTSD 儿童将创伤性事件归咎于自我或与自己亲密的人。

### 4. 过度的警觉和反应

儿童可能变得比创伤前更容易激惹，攻击行为更频繁。这些变化会影响与同伴的亲密关系。PTSD 儿童可能对外界刺激出现过度的情绪和生理反应，如强烈的惊跳反应。PTSD 儿童青少年也常见一些冒失行为。

PTSD 儿童常出现注意力不集中，对潜在威胁事件高度警觉，对陌生人恐惧。年幼的儿童可能出现分离性焦虑。另外，PTSD 儿童的睡眠问题也很常见，包括入睡困难、难以维持睡眠或做噩梦后惊醒，难以入睡等。年幼的儿童变得不敢单独睡觉。

### （三）合并其他障碍

1. 其他精神障碍，如人格障碍、抑郁、焦虑或恐惧症。

2. 自残或破坏性行为，如药物滥用或酒精滥用。

3. 其他躯体症状，如头痛、头晕、胸痛和胃痛等。

4. 导致与学习有关的厌学、辍学和非自杀性自伤问题。

（马现仓　王　崴）

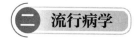

## 二　流行病学

### （一）患病率

PTSD 的患病率报道不一，美国一项研究显示 PTSD 的终生患病率为 3.4%～26.9%，军人终生患病率为 7.7%～17.0%。我国北京市的调查显示，PTSD 的终生患病率为 0.3%。女性、低收入、年龄较小、低教育水平、失业、目击 / 经历创伤性事件的数量以及共病心理障碍是 PTSD 的常见危险因素。

过去认为，常见的创伤性事件包括：战争、重大自然灾害、交通和安全生产事故、暴力犯罪事件、亲人丧失、严重躯体疾病等。PTSD 的患病率可因遭受不同的创伤性事件而不同，长期暴露于非剧烈性应激事件的职业也可能导致 PTSD（如警察、急诊科医生），以及长期遭受非剧烈性校园欺凌、家庭暴力等也可能导致 PTSD。随着时代的发展，一些新型的应激源也可能导致 PTSD，如网络暴力、疫情期间被隔离等，下面将分类叙述。

**1．战争** 早在第一次世界大战时期，人们就发现一批士兵在听到炮弹声响时出现抽搐、瘫痪、失忆甚至歇斯底里等症状，成为当时著名的怪病。军医将其诊断为"炮弹休克症"。后来发现，未听见炮弹声的士兵也出现类似的症状，又改称为"战争神经症"。直到 20 世纪 70 年代的越南战争，美国人才真正意识到这可能是一种特殊的疾病。1980 年，DSM-Ⅲ 首次提出了 PTSD 的概念。PTSD 的早期研究主要以退伍军人、战俘和集中营受害者为对象。据文献报告，美国退伍军人中与战争相关 PTSD 的患病率为 2%～17%，终身患病率约为 6%～31%，其中越南战争退伍军人的患病率在 2.2%～15.2%，海湾战争退伍军人的患病率在 1.9%～13.2%，阿富汗战争退伍军人的患病率为 4%～17.1%。英国经历海湾战争的退伍军人 PTSD 患病率为 12%，经历伊拉克战争和阿富汗战争的退伍军人 PTSD 患病率为 3.4%～6%。加拿大常规武装军人 PTSD 终身患病率为 7.2%。澳大利亚防卫军人 PTSD 现患率为 12%，终身患病率为 21%。分析其原因，可能与种族（黑种人高于白种人）、童年期易感性、社会文化背景、不同的军队任职（陆军高于海军）、军队训练情况、诊断标准和评估工具等有关。此外，处在高度战乱的危险地区人群，PTSD 的患病率也较高，如 2019 年对 852 名叙利亚 8～17 岁儿童青少年难民的调查显示，PTSD 的患病率为 9.2%。另两项针对逃亡至土耳其和瑞典境内的叙利亚难民的调查显示，PTSD 的患病率分别为 36.9% 和 29.9%。2021 年一项荟萃分析（Meta-analysis）提出，在加沙地带和西岸（阿以冲突敏感地区）的儿童中 PTSD 的患病率为 36%，各项研究的患病率在 6%～70% 之间。

**2．重大自然灾害** 全世界有 2.25 亿人经历过不同程度的自然灾害，其中 1 350 万人在 1～2 年内发展为 PTSD。1983 年参与扑救澳大利亚东北部丛林大火的消防员 PTSD 患病率高达 50%。2010 年海地大地震后 PTSD 的症状检出率为 28.44%，女性出现严重 PTSD 症状的比例较男性高出 41.3%。

2005 年巴基斯坦北部地震幸存者,其 2 年后 PTSD 的患病率为 42.6%。我国 1998 年长江特大洪水幸存者 7 年后 PTSD 患病率为 8.6%。1976 年唐山大地震幸存孤儿 30 年后 PTSD 患病率仍高达 12%,因地震导致截瘫的患者中 PTSD 患病率为 9.38%。2008 年"5·12"汶川地震后 1 个月和 3 个月,重灾区成年幸存者中 PTSD 症状检出率分别为 62.8% 和 39.6%;地震 1 年后青少年 PTSD 患病率为 8.6%,致残人员 PTSD 的患病率为 18.68%;地震发生 3 年重建工作完成后,重灾区 8.8% 的幸存者仍有 PTSD 症状;一项地震发生 8 年后的横断面调查显示,重灾区幸存者中 PTSD 症状的检出率为 11.8%;最新的调查显示,地震 10 年后 9.1% 的人群仍然有 PTSD 症状,慢性 PTSD 与低收入、合并慢性疾病和直系亲属死亡事件有关。

**3．人为创伤性事件** 美国"9·11"恐怖袭击后 1~2 个月,幸存者 PTSD 患病率为 7.5%~11.2%,警察、消防员和志愿者的患病率高于一般市民。其他如空难幸存者 1 年内 PTSD 的患病率为 25%~75%,参与救援的人群 1 年内患病率为 5%~20%,遭遇绑架的儿童在事故后 1 个月轻到中度 PTSD 患病率为 38.4%。据报道,交通事故幸存者报告 PTSD 患病率为 6.3%~58.3% 不等;另有研究显示,经历交通事故的儿童和青少年 1 周后 11% 满足 PTSD 的诊断,3 个月后仍有 25% 的人持续存在 PTSD 症状。家庭暴力受害女性的 PTSD 患病率为 19%。前瞻性研究报告,遭受强奸后 3 个月的受害者 PTSD 患病率为 35%~45%,遭受强奸后 6 个月仍有 36.8% 的女性可能发展为 PTSD。加拿大的一项调查发现遭受性侵犯的 43.6% 女性在 1 个月内发展为 PTSD 症状。

**4．重大疾病** Hobbs K 等的 Meta 分析显示,30% 的烧伤患者表现 PTSD;38% 的腹腔感染患者表现 PTSD 症状;9.5%~12.5% 的心肌梗死患者存在完全或亚 PTSD 综合征;乳腺癌女性 3 个月后 PTSD 的患病率为 2.5%。在重症监护室(ICU)治疗重大躯体疾病的患者中,1~6 个月内 PTSD 症状检出率为 25%~44%,7~12 个月内为 17%~34%;儿童在进入 ICU 后,其父母的 PTSD 症状检出率为 10.5%～21%。女性在人工流产后 PTSD 患病率为 7%，PTSD 症状检出率为 23.5%，在人工流产后 6 周 PTSD 患病率为 5.9%。Loveland Cook 发现妊娠期女性 PTSD 的患病率为 7.7%；在经历过创伤的妊娠期女性（非洲裔低收入）中，PTSD 症状检出率可能高达 1/3。在 HIV 感染人群中，PTSD 的患病率为 25.17%。有 12.9% 的缺血性脑卒中患者发生 PTSD。Lagarde 等发现轻微脑外伤（mild traumatic brain injury，MTBI）3 个月后 8.8% 的患者出现 PTSD 症状，而对照组仅 2.2%。2023 年的一项系统综述发现，在慢性躯体疾病患者中 PTSD 症状的检出率为 19.6%。

近 20 余年，我们经历了严重急性呼吸综合征（SARS，非典型肺炎）、中东呼吸综合征（MERS）和新型冠状病毒肺炎（COVID-19）疫情影响。一项荟萃分析显示，感染 MERS 后 PTSD 的患病率为 35.97%，另一项系统综述认为感染 SARS、MERS 康复后 6 个月 PTSD 患病率可达 39%。2019 年底，COVID-19 疫情开始蔓延，造成感染者、被隔离人员、一线医护人员等相关人员严重的身心损害。我国对武汉住院患者的调查显示 PTSD 症状检出率为 13.2%。最新一项纳入 24 个国家的系统综述显示，感染新型冠状病毒患者的 PTSD 总患病率为 17.52%；另一项对幸存者的研究显示，感染新型冠状病毒患者的 PTSD 的患病率为 16%。

**5. 特殊职业人群**　英国针对警察职业调查 PTSD 的患病率为 3.9%，维和部队人员 PTSD 患病率为 5.3%～25.8% 不等。德国职业消防员 PTSD 症状检出率为 18.2%。急诊工作人员 PTSD 的患病率高达 38.5%。8% 的在精神科住院病房遭受患者暴力的医护人员在袭击后 3 个月患有 PTSD，是未经历暴力的医护人员的 2.1 倍。2023 年最新的系统综述提示高危职业者 PTSD 的全球总患病率为 12.1%。

**6. 儿童青少年和老年人**　Meta 分析显示，经历交通事故的儿童青少年 PTSD 患病率为 19.95%。在我国四川省 2008 年、2013 年分别经历汶川、芦山两次地震的青少年中，PTSD 患病率为 15.9%。在老年人中，75 岁以上人群 PTSD 的终生患病率为 8.7%。老年人对 PTSD 的易感性可能与既往创伤经历无关，而更多的与认知功能下降、社会角色转变、亲人去世和失能等有关。

**7. 复合性 PTSD 的患病率**　ICD-11 增加了复合性创伤后应激障碍（complex post-tractional stress disorder，CPTSD）的诊断。CPTSD 诊断标准不要求有重大创伤的经历，但多数患者有长期慢性创伤史，有些患者可能在生活中长期经历如职场霸凌、骚扰等不良事件。英国调查表明，警察中 CPTSD 的患病率为 12.6%。退伍军人中的 CPTSD 比 PTSD 更常见，CPTSD 患者报告共病其他精神障碍的症状（包括分离症状、激惹、自杀和物质滥用）比例更高，此外社会功能损害程度更显著。我国对 1 760 名经历至少 1 次创伤性事件的大学生进行筛查，发现 CPTSD 的患病率为 13.35%，高于 PTSD 的 5.85%。对于经历暴力犯罪的幸存者，韩国的 CPTSD 患病率为 14.8%，叙利亚难民为 29.5%～36.1%。一项针对 11～19 岁青少年的调查显示 CPTSD 患病率为 3.4%，高于 PTSD 的 1.5%。CPTSD 的症状复杂而隐匿，患者寻求帮助的可能性较小，此外 CPTSD 常表现情绪不稳定、人际关系紧张、物质滥用和自伤自杀行为，往往被诊断为心境障碍、人格障碍和物质使用障碍。

**（二）病程和预后**

PTSD 可发生于任何年龄。研究显示，94% 的强奸受害者 1 周之内会出现 PTSD 症状，3～9 个月后，有 15%～25% 的个体仍然存在 PTSD 症状，提示这部分人可能会转为慢性 PTSD，迁延不愈。美国国家共病研究（National Comorbidity Survey，NCS）表明，接受治疗的 PTSD 患者平均病程为 3 年，未接受治疗者为 5 年。PTSD 症状可能在创伤暴露后数年才首次出现，5.1% 的患者为延迟性 PTSD。第五次中东战争 6 年后仍有 10% 的人首次出现 PTSD，13% 的个体在 PTSD 痊愈数年后症状再次激活（如再次经历某创伤性事件后）。至少 1/3 的患者症状持续 1 年以上，40% 的患者呈慢性病程，10% 的 PTSD 患者在 30 年后症状加重。重大创伤性事件、多次暴露于创伤性事件和未经及时治疗的患者可能影响 PTSD 的病程。

PTSD 的预后与多种因素和个体差异有关,暴露于创伤性事件或经历其他创伤性事件后,症状可能复发。部分诊断为 PTSD 的患者,其症状可持续数月或数年不缓解。约半数的 PTSD 患者在发病 3 个月内可以完全恢复。CPTSD 的症状通常更为严重和持久。共病抑郁、焦虑及物质使用障碍的 PTSD 和 CPTSD 患者预后不佳。

### (三)共病现状

PTSD 与精神障碍共病很常见。流行病学显示,90% 以上的 PTSD 患者一生至少合并一种精神障碍。PTSD 最常见的共病包括抑郁障碍(47.9%)、酒精使用障碍以及焦虑障碍(其中广泛性焦虑障碍 16.8%,惊恐障碍 7.3%,单纯恐怖症 31.4%)。9%~24% 的 PTSD 患者共病进食障碍。在轴Ⅱ障碍中,PTSD 与边缘型人格障碍(24.2%)和反社会型人格障碍(19%)相关。40% 以上的 CPTSD 患者合并边缘型人格障碍,以女性童年期虐待史的为多。2023 年我国的一项调查显示,在我国甲基苯丙胺使用人群中 PTSD 共病率为 7.90%。

(王学义)

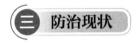

## 三 防治现状

### (一)国内外防治现状

虽然 PTSD 这一诊断术语最早在 1980 年美国《精神障碍诊断与统计手册(第 3 版)》(DSM-Ⅲ)中问世,但精神科学界对它的关注至少可以追溯到 19 世纪后期。1896 年著名精神病学家克雷佩林首次尝试对精神障碍进行分类,将经历创伤性事件后有明显焦虑症状的患者称为恐怖性神经症(fright neurosis)。第二次世界大战后,美国精神病学会制定的 DSM-Ⅰ中列出一个称为广泛性应激反应（gross stress reaction）的诊断，主要指既往相对正常，在经历一些特别强烈的应激事件后出现精神症状的个体。但与其他精神障碍一样，当时都没有制定详细的诊断标准。有趣的是，越南战争期间制定的 DSM-Ⅱ（1968）却取消了这一诊断类别。1970 年，由于美国及世界各国对人权尤其是妇女儿童的关注，许多学者提出了儿童虐待综合征、强奸后综合征、妇女虐待综合征等，这些综合征的描述与美国越南战争后回国士兵的一些精神症状非常类似，因此，在制定 DSM-Ⅲ 的时候，就把所有与创伤性事件相关的应激反应都归为一类障碍，即 PTSD，并制定了可操作的诊断标准。随着 DSM-Ⅲ 中 PTSD 诊断标准的出台，PTSD 的流行病学、评估工具的信度和效度、治疗结局等成了研究热点。

一些国家陆续制定了 PTSD 的临床诊断标准和治疗指南，如英国（2005年）、美国（2004 年）、澳大利亚（2007 年）等。美国退伍军人事务部（United States Department of Veterans Affairs，VA）和国防部（department of defense，DoD）循证实践工作组（evidence-based practice guideline work group，EBPWG）于 2004 年制定的 PTSD 临床防治指南，主要针对退伍军人、现役军人等，但没有针对儿童或青少年 PTSD 的管理建议。2012 年世界生物精神病学学会联合会（World Federation of Societies of Biological Psychiatry，WFSBP）制定的第 1 版至 2023 年制定的第 3 版对焦虑症、强迫症（obsessive-compulsive disorde，OCD）和 PTSD 初级保健治疗的指南指出，认知行为疗法（cognitive behavior therapy，CBT）联合药物治疗具有更好的治疗结局，并强调应根据每个患者的具体临床特征、诊断制定个体化治疗。2016 年 WFSBP 出台专家共识，总结了 PTSD 相关的生物学标志物（如神经影像学、分子遗传学、神经生化学、神经生理学、神经认知等），提出虽然目前尚无具有特异性的生物学标志物可作为 PTSD 的诊断工具，但积累的大量高质量研究，将有助于理解 PTSD 的神经生物学病因。2017 年欧洲精神病学协会发布了治疗 PTSD 心理健康干预的指导意见，从减轻症状、可接受性、给药方式、临床医师支持、自我效能和应对给出了五个分级建议,指南提出基于网络和电话干预措施,对患有与创伤相关的精神症状个体有短期疗效,但对PTSD患者的疗效尚无确凿结论。2018年英国国家卫生与临床优化研究所(National Institute for Health and Care Excellence,NICE)发布了新版PTSD管理指南,涵盖了儿童青少年及成人PTSD的识别、评估及治疗。既往指南建议,只有在成年PTSD患者无法开始心理治疗或不愿意接受聚焦创伤心理治疗的情况下,才可以选择药物治疗,而本指南对此稍有调整,建议倾向于使用药物的患者即可考虑药物治疗。随着ICD-11的发布,PTSD的章节"应激相关障碍"独立成章,并新增CPTSD的诊断。2021年《澳大利亚指南:创伤后应激障碍的预防和治疗》(第3版)引入了ICD-11中CPTSD的诊断,同时指出今后需要更多研究解决PTSD复发和治疗抵抗问题,并建立慢性PTSD共病身心疾病的管理方法和个性化治疗。

许多国家还制定了针对公共突发事件或者自然灾难的心理危机干预模式以及从国家到社区的防治体系。1987年第42届联合国大会通过了169号决议,决定把20世纪最后的10年定为"国际减轻自然灾害十年"。1989年第44届联合国大会又通过了《国际减轻自然灾害十年决议案》及《国际减轻自然灾害十年国际行动纲领》。世界卫生组织(World Health Organization,WHO)发布《紧急事件精神健康工作指南》,对世界各国的灾难心理援助提出指导意见。该指南建议各国平时做好灾难心理援助的准备工作,在灾难发生后对受灾人群进行评估,并通过与政府和非政府机构合作,培训专业心理工作者,开展广泛的心理援助。这些心理危机干预措施的实施对于预防PTSD的发生起到有益的作用。

我国PTSD研究起步较晚,但随着学科的发展,我国PTSD的研究也逐渐与国际接轨,如在《中国精神疾病分类与诊断标准(第二版)》(CCMD-2)和《中国精神障碍分类与诊断标准(第三版)》(CCMD-3)中都制定了PTSD的诊断标准,也开展了一些城市和特殊人群中PTSD患病率的调查研究。

近年来，在 PTSD 的发病机制方面开展了一系列研究，涉及 PTSD 的神经电生理、动物模型、神经内分泌、遗传学、影像学、社会心理因素等方面。既往研究数量少、样本量偏小、随访研究也少。目前国内在开展一些多中心、前瞻性的 PTSD 临床研究。

我国政府近年来日益重视灾难后的心理卫生问题，在《中华人民共和国精神卫生法》《"健康中国 2030"规划纲要》《关于加强心理健康服务的指导意见》等法律政策的指导下，国家卫生健康委员会制定了精神卫生发展规划，重点人群的心理卫生干预的预案等，"健全社会心理服务体系和危机干预机制建设"将是今后的重要工作内容。尤其在 2008 年"5•12"汶川地震后，卫生部（现国家卫生健康委员会）及时发布了《紧急心理危机干预指导原则》；卫生部办公厅印发《灾后不同人群心理卫生服务技术指导原则》等，初步建立了国家、省（自治区、直辖市）不同层面的心理危机干预网络和专家队伍库。2018 年《全国社会心理服务体系建设试点工作方案》、2021 年《心理援助热线技术指南（试行）》相继就心理危机干预给予具体指导。2019 年年底新型冠状病毒感染疫情暴发初期，国家卫生健康委员会迅速在心理危机干预方面做出指导，出台了《新型冠状病毒感染的肺炎疫情紧急心理危机干预指导原则》，社会心理服务有了很大进步，社会心理服务体系建设初显成效。

### （二）我国防治中主要问题及任务

### 1. 国内 PTSD 防治中的主要问题

我国 PTSD 防治中的问题主要表现在三个方面。第一，虽然我国已经初步制定了公共突发事件与自然灾害的心理危机干预的预案，但国家至社区各级的防治网络，尤其是人才队伍尚不足。心理危机干预的专业队伍建设还有待完善，队员素质参差不齐，部分地区缺少专业人员，尤其缺少有防治经验的专业人员。第二，PTSD 的科学研究近年逐渐增加，但是 PTSD 的系统防治研究和经验偏少，且研究队伍和研究经费的投入远远不能满足社会发展的需求。第三，PTSD 的临床识别率和治疗率较低，临床诊治尚不规范,需要提升。

### 2. PTSD 的防治任务

第一,结合我国以往精神疾病防治网络的模式,完善国家、地区、基层的三级防治网络,建立健全高效有序的防治队伍,降低公共突发事件和自然灾难后 PTSD 的发生。第二,应通过各种媒体、教育读本,加强 PTSD 知识的普及教育,通过多媒体如社交平台公众号、网络平台、电视媒体等宣传 PTSD 的相关知识,提高全民对 PTSD 的知晓率和认知率。第三,加强对各级医护人员 PTSD 的培训,提高对 PTSD 的识别率、诊断和治疗水平。第四,加强 PTSD 研究经费的投入和学术交流,逐步提高 PTSD 的临床诊疗和研究水平。

（王学义）

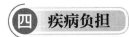

PTSD 导致的高疾病负担除自身治疗费用与社会功能损害外,还与其高共病率有关。在成年人中,PTSD 患者的酒精有害使用比例约是未患 PTSD 人群的 2.2 倍;吸毒比例约是未患 PTSD 人群的 2.4 倍。在美国退伍军人人群中,约 82%～83% 的 PTSD 患者符合重性抑郁障碍的诊断标准,而 47%～51% 的重性抑郁障碍患者同时被诊断为 PTSD。在 PTSD 患者中,共病重性抑郁障碍与残疾、医疗保健使用和自杀率的升高显著相关。此外,PTSD 还与糖尿病、高血压、心血管疾病、恶性肿瘤和纤维肌痛等躯体疾病有关。因此,PTSD 患者的死亡风险增加。

研究发现 18%～50% 的 PTSD 患者在 3～7 年内可逐渐恢复,但接近 25% 的患者在 10 年内无缓解。因此,PTSD 还会造成大量人力资源的损失,造成较重的社会经济负担。

Ferry 等人的研究发现,在 2008 年北爱尔兰成年人 PTSD 约有 3.2 万人次接受了治疗,治疗用药费用约为 566 万英镑,而 PTSD 导致的损失工作日总计 228 万天,造成间接成本合计 1.1 亿英镑。有关研究显示,2018 年美国由于 PTSD 造成的经济负担总额为 2 322 亿美元,平均每位患者的经济负担为 19 630 美元。其中平民的总成本为 1 895 亿美元,占 81.6%,人均 18 640 美元;军人的总成本为 427 亿美元,占 18.4%,人均 25 684 美元。在普通人群中,主要成本为直接医疗费用(660 亿美元)和失业相关费用(427 亿美元)。

在高收入国家,约有 50% 的 PTSD 患者接受治疗;在中低收入国家,虽然也有近 50% 的 PTSD 患者接受治疗,但治疗范围和持续时间很少达到充分治疗的最低标准。鉴于 PTSD 与医疗费用、精神和躯体并发症、物质滥用以及失业和残疾等社会经济因素密切相关,积极有效的 PTSD 治疗将会减少直接医疗负担和非医疗的间接经济和社会负担。

(王化宁)

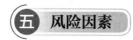

# 五 风险因素

## (一)生物学因素

### 1. 遗传学因素

从遗传学的角度来看,PTSD 的风险因素包括应激反应相关的基因变异和基因多态性,以及在压力状态下相关基因的表观遗传学变化。

*ADCYAP1R1* 基因编码蛋白 PAC1,与垂体腺苷酸环化酶激活肽(pituitary adenylate cyclase activating polypeptid, PACAP)结合,共同参与应激反应,在女性中发现外周血 PACAP 水平与 PTSD 程度呈正相关。*ADCYAP1R1* 常见的遗传变异 rs267735 也与 PTSD 有关,同样仅见于女性。这些发现可能是女性比男性更容易患上 PTSD 的原因。

此外，*FKBP5* 基因的多态性也认为与 PTSD 风险增加有关。研究发现，A 等位基因（风险基因）的成年人比 G 等位基因（保护基因）更容易患上 PTSD，尤其是在经历过童年期虐待的个体中，FKBP5 可通过调控糖皮质激素受体（glucocorticoid receptor，GR）功能来形成一个细胞内超短负反馈环路。风险等位基因在应激状态下可能会发生 *FKBP5* 基因表达的持久表观遗传学变化，从而增加了罹患 PTSD 的风险。

### 2. 神经内分泌因素

在 PTSD 患者中可观察到促肾上腺皮质激素释放激素（cortisol releasing hormone，CRH）和儿茶酚胺水平升高、皮质醇水平降低，以及地塞米松抑制试验对皮质醇和促肾上腺皮质激素（adrenocorticotropic hormone，ACTH）抑制增强。这些改变与 PTSD 的高警觉症状有关，如噩梦和易受惊吓等。有研究者认为这是 GR 活性增加所致。

### 3. 神经解剖学因素

影像学研究发现，PTSD 患者的海马体积明显减小，这可能是导致 PTSD 发生的危险因素。遭受创伤性事件后岛叶、前额叶、扣带回和杏仁核的体积减小与后续 PTSD 的发生或严重程度有关。研究发现杏仁核、海马的激活异常以及杏仁核与其他脑区的异常功能连接，可预测创伤后 PTSD 的发生和病情变化。

### （二）心理社会学因素

### 1. 创伤前因素

一些研究提示低龄是 PTSD 的高风险因素，但也有研究认为，年龄对 PTSD 的发病风险并不产生显著影响。女性更有可能发展为 PTSD，可能与以下因素有关：首先，女性更有可能遭受性侵犯和性虐待，这些经历可能增加了她们患 PTSD 的风险。其次，女性可能对创伤性事件更加敏感，表现出更多的回避行为、更高的警觉性和更易受到惊吓。早年经历过逆境的人更有可能在成年期遭受创伤性事件后发展为 PTSD。共病其他精神障碍，如焦虑、抑郁是预测 PTSD 的显著风险因素,这可能是由于 PTSD 与其他精神障碍共享交互的危险因素。

PTSD 的其他风险因素还包括:较低的社会经济地位、既往躯体疾病病史和精神障碍家族史。

**2.创伤期间因素**

不同类型的创伤性事件导致 PTSD 的患病率不同。人际暴力创伤发生 PTSD 的风险最高,包括被强奸(19.0%)、被伴侣虐待(11.7%)、被绑架(11.0%)和其他性侵犯(10.5%)等。创伤的严重程度与 PTSD 的风险密切相关。

个体对创伤性事件的认知态度很重要,大量研究表明个体对创伤性事件的灾难性评价,以及消极应对方式是 PTSD 发病和维持的高危因素。

**3.创伤后因素**

创伤性事件后的支持系统缺乏和后续生活压力被认为是 PTSD 发生的可能风险因素。反之,创伤暴露后积极的恢复环境可能是一个保护因素,良好的社会支持与较低的 PTSD 风险有关。综上所述,PTSD 的发生是创伤前、创伤期间以及创伤后复杂因素交织作用的结果。准确识别这些风险因素对于预测 PTSD 具有重要的临床意义。

(王化宁)

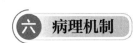

（六）**病理机制**

病理机制的探索是了解 PTSD 发生和演化规律,发展精准评估和干预方案的基础。近二十年来,国际相关领域的研究者针对该问题开展了深入的研究,积累了大量的研究成果,主要集中在四个方面:脑环路、表观遗传学、神经内分泌和神经免疫。

### （一）脑环路研究

PTSD 具有高度的症状异质性和丰富的临床表型，因此其脑机制也涉及多个不同的脑区与脑环路。目前实验动物研究和人类被试病例 - 对照研究主要集中于杏仁核、脑岛、背侧前扣带回、背侧及腹侧前额叶、海马以及蓝斑核等脑区。

杏仁核是大脑情绪加工，特别是恐惧反应的中枢。在早期，研究者将创伤性事件视为恐惧刺激，并将 PTSD 视作是一种恐惧学习加工异常导致的综合征。PTSD 患者对创伤性事件产生过度的恐惧唤起及回避反应，这些恐惧过程均由杏仁核基底外侧核、杏仁核中央核等核团直接进行加工，杏仁核基底外侧复合区的功能异常，以及与前额叶和杏仁核其他亚区间神经投射强弱的改变，以上所述被认为是 PTSD 患者恐惧学习异常的主要原因。

海马也是与 PTSD 存在重要关联的脑区。一方面，海马与杏仁核共同构成了恐惧记忆加工的主要环路，影响恐惧记忆的编码和提取；另一方面，海马也是进行情境学习和情境记忆加工的中枢。PTSD 的情境加工模型认为，由海马、前额叶、丘脑和蓝斑核所组成的情境加工环路存在功能异常，可导致患者对情境信息和线索刺激的整合加工受阻。当面对与创伤部分相似的线索刺激时，PTSD 患者会在安全情境下做出危险情境中的反应。情境加工模型对 PTSD 的大部分典型症状如侵入性回忆、情感麻木和高唤起加以解释，但目前直接证据还相对较少。

杏仁核、背侧扣带回和脑岛构成的脑环路称为凸显网络，负责探测环境中的凸显性信息（如威胁或奖赏）。该网络在静息状态下活动水平较低，当环境中出现潜在的能够引起情绪反应的刺激时，该环路中的各脑区会同步激活并提示机体对刺激作出反应。

内侧和外侧前额叶皮质主导了执行功能的加工和情绪反应的调节。执行功能损伤和情绪调节异常是 PTSD 患者常见的特征，具体表现为记忆问题、注意偏向、对创伤线索的过度情绪反应、鲁莽行为和易激惹等。这些表型可以由前额叶皮质的结构和功能改变解释。例如，腹内侧前额叶皮质对杏仁核抑制性神经元投射活动下降是部分 PTSD 患者出现过度恐惧表达的可能原因。

### （二）PTSD 的表观遗传学研究

#### 1. DNA 甲基化研究

通过高通量甲基化分析技术、表观基因组关联分析（epigenome-wide association study，EWAS）筛选出与疾病相关的甲基化位点，将会更广泛地应用于 PTSD 研究。基于微阵列（EPIC 阵列）的甲基化筛查技术可以更加精确地分辨出与 PTSD 相关的 DNA 甲基化变化。此外，药物治疗可以逆转一些与 PTSD 相关的 DNA 甲基化变化，开展临床药物表观遗传学机制的研究将有助于揭示表观遗传学变化对神经递质受体结合力的影响。

#### 2. 组蛋白修饰研究

研究发现 PTSD 患者与对照组在外周血单核细胞中不同赖氨酸位点的组蛋白甲基化水平存在显著差异，提示组蛋白甲基化也可能参与了 PTSD 发生。此外，相关研究还发现组蛋白修饰广泛地参与了炎症、氧化应激、5-羟色胺能、神经肽 Y 能以及 NMDA 受体等与 PTSD 发病相关的信号通路的调节。

#### 3. RNA 调控研究

基于单一延长应激和电击等模型的研究，考察了 miRNA 与应激诱发的 PTSD 样行为的关系，发现了一些与下丘脑 - 垂体 - 肾上腺轴（hypothalamic-pituitary-adrenal axis，HPA axis）失调、免疫失调和炎症反应以及神经元发生与细胞凋亡等相关的 miRNA 表达异常。人类研究主要检测了基于外周血循环的 miRNA 表达，识别出的大部分 miRNA 表达异常都与免疫系统的失调有关。Zhou 等人对退伍军人的研究发现，PTSD 患者体内大量 miRNA 的表达发生了改变，这些 miRNA 的靶向基因在免疫相关通路中的作用与患者的免疫变化一致。

### （三）神经内分泌研究

应激状态下的神经内分泌变化错综复杂，下丘脑 - 垂体 - 肾上腺轴（HPA 轴）、交感神经 - 肾上腺髓质系统、下丘脑 - 垂体 - 甲状腺轴（HPT 轴）、下丘脑 - 垂体 - 性腺轴（HPG 轴）等多个系统均参与了应激反应过程，涉及的神经生物学物质包括皮质醇、儿茶酚胺（主要是肾上腺素和去甲肾上腺素）、神经肽 Y（neuropeptide Y，NPY）、催产素、内源性大麻素等。其中，交感神经 - 肾上腺髓质系统和 HPA 在应激反应中具有重要作用，被认为是经典的应激系统。如果这些系统持续、强烈地受到刺激，就可能引起机体失代偿而导致疾病。

**1. 儿茶酚胺**

儿茶酚胺系统是最早发现与创伤暴露相关联的生物学系统。在罹患 PTSD 的越南战争退伍军人尿液样本中去甲肾上腺素和肾上腺素水平较高。

儿茶酚胺在创伤相关记忆的形成和巩固中起到关键性作用，精神药理学研究为这一观点提供了证据。例如，哌唑嗪（一种去甲肾上腺素受体抑制剂）能有效减少 PTSD 患者的噩梦和闯入症状；普萘洛尔（β 受体阻滞剂）可减少创伤暴露后的恐惧记忆形成。

**2. HPA 轴的相关激素**

大部分经典应激理论认为，应激会刺激大脑内的神经化学物质，促进下丘脑释放促肾上腺皮质激素释放因子（cortico-tropin releasing factor，CRF），进一步引发垂体释放 ACTH，最终导致皮质醇的释放，激活下游糖皮质激素受体信号通路。PTSD 与 CRF 分泌增加相关。然而，与经典应激级联反应（即 CRF 导致皮质醇分泌增加，最终导致垂体低反应性和负反馈抑制降低）不同的是，PTSD 相关的 HPA 轴反应表现为糖皮质激素过度敏感，进而引起负反馈抑制亢进和皮质醇释放减少。

CRF 对调节垂体 - 肾上腺皮质分泌活动具有关键作用，也是调节应激时 HPA 轴、其他内分泌系统、自主神经系统、行为和免疫反应的关键物质。

研究发现 PTSD 患者脑脊液中 CRF 水平升高,但也有研究报告血清 CRF 水平和 PTSD 症状严重程度呈负相关,提示 CRF 水平与 PTSD 的关系可能受研究样本组织特异性的影响。

创伤后短期内皮质醇水平的降低可预测后续 PTSD 症状的严重程度。这可能是因为皮质醇与糖皮质激素受体结合形成一个负反馈回路,促进应激反应的内稳态。PTSD 患者皮质醇水平的降低可能导致 HPA 轴持续活性的增强,从而使儿茶酚胺释放增加,随后使创伤记忆过度巩固。

除上述经典应激系统涉及的神经内分泌因子外,NPY、内源性大麻素、催产素、食欲素以及胃饥饿素等在 PTSD 的演化中也具有重要作用。

**(四)PTSD 的免疫学研究**

PTSD 相关的免疫功能异常的机制可能与过度的应激反应有关。在应激状态下去甲肾上腺素的释放和皮质醇的分泌可发生改变。去甲肾上腺素的释放可以通过核因子 κB(nuclear factor-κB,NF-κB)依赖的机制以及其他一些机制导致促炎性细胞因子的释放,而皮质醇则可以通过抑制 NF-κB 信号通路以及细胞类型特异性的凋亡调节,以减少促炎性细胞因子的合成和释放。

(王　力)

# 第二章

创伤后应激障碍的评估与诊断

# 创伤后应激障碍的评估与诊断

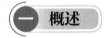 概述

　　创伤后应激障碍（post traumatic stress disorder，PTSD）的临床评估与诊断主要包括创伤性事件、临床症状、诊断及全面社会心理因素的评估。疾病的评定主要依赖于精神科医师的临床访谈和简单易行的评估工具。广义上讲，初始评估应包括创伤性事件的性质、对创伤的反应程度、可获得的基本照料及社会支持、可得到的基本医疗服务及精神心理专科服务资源，以及被评估者自伤自杀的可能性和潜在的伤人风险。狭义上讲，是针对 PTSD 症状的评估。

　　在评估与诊断的过程中，采集病史前需要评估来访者目前精神状态，评估与诊断应在安全的环境中进行，并给予患者足够的时间，帮助患者构建积极的求治动机及希望。如果询问中引发了患者的创伤体验，应慎重进行或中止评估，或在评估时，也可以先收集其他与诊治相关的信息，如个人成长史、既往史等。

　　诊断评估涉及 PTSD 患者病前明确的严重创伤性事件，然后出现创伤性再体验、回避及麻木、警觉性增高或分离等症状，而且持续 1 个月以上，社会功能受损。体格检查和实验室检查无明显异常。疾病的诊断可使用辅助临床诊断评估工具，如临床用 DSM-5 PTSD 诊断量表（the Clinician-Administered PTSD Scale for DSM-5，CAPS-5）、DSM-5 障碍定式临床检查（Structured Clinical Interview for DSM-5 Disorders，SCID-5）等。

（侯彩兰）

## 二　评估

创伤后应激障碍（PTSD）是急性创伤反应的延续。在 DSM-5 中，创伤性事件被定义为"以一种（或多种）方式暴露为实际的或被威胁的死亡、严重的创伤或性暴力"。ICD-11 精神与行为障碍分类描述为"极具威胁性或恐怖性的事件"。

### （一）创伤性事件的评估

### 1. 创伤性事件的分类

根据不同的诊断标准、作用范围和发生时间等，创伤性事件有以下几种类型。

（1）按照个体的创伤体验分类

1）直接经历创伤性事件：如战争；暴力攻击、性侵犯；劫持；严重自然灾害、交通事故；被诊断严重疾病；校园欺凌等。

2）目睹创伤性事件：看到战争、暴力攻击或意外事故引起的他人严重受伤或非自然死亡；目睹对亲人的暴力等。

3）得知他人经历的创伤性事件：得知家庭成员或亲密好友意外死亡或重伤、患有严重疾病、遭受严重人身攻击或言语攻击等。

4）职业暴露：警察、消防员、医务人员及其他一线救援人员等。

（2）根据创伤性事件的严重程度和持续性分类

1）Ⅰ型创伤：急性、重大创伤性事件。事件往往单次出现，创伤形成的时间较短暂，如自然灾害、车祸或突然的暴力攻击。Ⅰ型 PSTD 症状相对缓解较快，预后相对较好；部分患者可自行康复，也可能随着时间推移转化为Ⅱ型创伤。Ⅰ型创伤的临床诊断包括急性应激障碍、创伤后应激障碍、适应障碍等。

2）Ⅱ型创伤：又称"复合型创伤"，诱发事件往往是生活中的慢性应激事件，包括持久的、反复的虐待、暴力，或长期屈从某种危险关系不能摆脱（如长期遭受家庭暴力、童年时期的忽视、生活在战乱国家等）。Ⅱ型创伤的特点是：创伤形成的时间久，对个体影响深远；一般难以自行康复；症状表现复杂多样。Ⅱ型创伤涉及的临床诊断包括创伤后应激障碍、适应障碍、抑郁障碍、躯体形式障碍等。

**2. 创伤评估工具和方法**

（1）评估创伤性事件的影响

1）创伤性事件暴露年龄：暴露时的年龄越小，预后可能越差。经历过创伤的儿童和青少年可能会在情绪、行为、注意力、依恋和冲动控制方面表现严重障碍，或表现更多的冒险行为，如药物／酒精滥用、混乱的性生活和参与犯罪。

2）创伤性事件的可控程度：可控性越低，所致的负面影响越大。突发的、无法抵制的事件（如战争、洪水、地震或火灾）可能促进创伤障碍的形成。

3）创伤性事件的持续时间：持续时间越久，影响越深远。持续暴露在暴力和受侵害的环境及日常生活中的负性经历（如情感和躯体的忽视），都会增加个体罹患 PTSD 甚至 CPTSD 的概率。反复体验创伤性事件可能涉及适应性、人际关系、情绪调节、认知、记忆以及神经内分泌功能障碍。

临床医师除了关注创伤性事件对个体的影响，还应评估个体可利用的资源，如人格特质、社会支持、应对方式、家庭条件，以及其他任何可能带来支持和安全感的资源。

（2）创伤性事件的评估工具：在建立基本医患关系及良好信任关系后，应详细了解事件的全貌以及事件所致的负面影响。患者由于承受巨大的心理压力，有时不愿主动暴露内心体验。我们可借助创伤性事件的工具进行筛查,对创伤程度进行定量评估,避免漏诊和延误治疗。

1)生活事件清单:DSM-5 修订版生活事件清单(Life Events Checklist for DSM-5,LEC-5),共有 17 个条目,包含导致 PTSD 或痛苦的 16 种事件,每一个事件包含 6 个不同程度的暴露水平:受访者亲身经历、目睹、了解、工作的一部分、不确定、不适用。需要注意的是,LEC-5 中的创伤性事件不一定达到 DSM-5 创伤性暴露的标准。LEC-5 包含 3 个版本:标准的自我报告版本(Standard self-report)用来确定是否经历过创伤性事件;扩展的自我报告(Extended self-report)用于确定多个事件中对受访者最具创伤性的内容;访谈(Interview)可用于确定是否符合 DSM-5 诊断中的标准 A。标准的自我报告版本完成需时约 5 分钟。

2)创伤史问卷:创伤史问卷(Trauma History Questionnaire,THQ)由 Georgetown 大学在 2011 年开发,共有 24 个条目。以"有或无"的形式筛查潜在创伤性事件(包括一般性自然灾害、躯体攻击、性虐待、癌症、意外及丧亲等),有详细的条目评估与犯罪相关的事件。对于回答"有"的事件,让受访者进一步提供事件发生的频率以及发生的年龄。完成约 5 分钟。

### (二)临床评估

PTSD 的临床表现具有相当大的差异。部分个体暴露创伤性事件后突出表现快感缺失、烦躁、外化的愤怒、攻击性以及分离症状,而并非焦虑和恐惧症状。PTSD 的临床表现除闯入 / 侵入症状、回避、警觉性增高三大核心症状外,还存在一些常见的心理反应(如焦虑、抑郁)、生理和行为反应、认知歪曲和睡眠障碍。

首发症状和严重程度在某种程度上影响着 PTSD 的发展。在无法得知创伤史的情况下,一线医务工作者、教师、社工等一线人员需要关注的常见反应见表 2-1。

表2-1　暴露创伤性事件的常见反应

| 内化反应 | 外化反应 |
|---|---|
| **情绪改变**<br>• 对未来失去希望<br>• 感觉疏远(疏离)或失去对他人的关心<br>• 感到紧张、无助、恐惧、悲伤<br>• 感到震惊、麻木或无法感受到爱或快乐<br>• 易激惹<br>• 易心烦意乱或激动<br>• 分离症状 | **生理改变**<br>• 胃部不适<br>• 食欲减退<br>• 睡眠障碍<br>• 疲倦<br>• 心悸、呼吸急促、躯体颤抖<br>• 头痛<br>• 物质滥用(吸烟、酗酒、吸毒)<br>• 不安全的性行为 |
| **认知改变**<br>• 无法集中注意力或作出决定<br>• 闯入性想法和回忆<br>• 噩梦<br>• 自责、对自己或世界有负面看法<br>• 无法信任他人、多疑<br>• 自尊和自我效能降低 | **行为改变**<br>• 避开与事件相关的人、地点和事物<br>• 行为冒险、试图控制一切<br>• 关系冲突增加<br>• 容易哭泣<br>• 社交退缩或隔离,不想与人亲近<br>• 工作或学习受损 |

## 1．创伤后应激障碍的临床评估方法

临床医师根据诊断标准和临床经验作出PTSD的诊断,根据评定目标来选择合适的评定工具。在某些涉及精神司法鉴定的情境下或案件中则需要按照相关流程进行处理。以下列出一个简明的评估方法,一线临床医师或心理治疗师可以根据具体个案状况作相应的调整,见表2-2。

表2-2　创伤后应激障碍的临床评估方法

| 评估内容 | 评估方法 |
|---|---|
| 排除器质性疾病所致精神障碍 | 从门诊或住院病历系统中获取相关评估报告和诊疗记录,也可进一步向患者和主治医师了解创伤背景和信息 |
| 目前或既往轴Ⅰ或轴Ⅱ的诊断 | 临床访谈,如基于DSM诊断系统的结构化临床访谈(SCID) |
| 详细评定PTSD症状严重程度及相关临床特点,如分离症状、负性认知、物质滥用等 | 临床访谈,可结合心理问卷对相关症状评估,如分离体验量表 |
| 风险评估,包括次生创伤性事件的暴露风险、自伤自杀、冲动性、伤人毁物的风险 | 临床访谈 |

续表

| 评估内容 | 评估方法 |
|---|---|
| 个人史、就诊经历、本次治疗目标以及与创伤性事件的相关生活经历 | 临床访谈,必要时结合心理问卷收集创伤史 |
| 认知和心境方面的负性改变 | 临床访谈,必要时结合心理问卷,如创伤后认知量表 |
| 社会功能,包括人际关系(包括亲密关系)、工作能力、应激源、应对方式和解决问题的能力、社会支持系统 | 临床访谈,必要时结合心理问卷,如应对方式问卷、社会支持评定量表、成人亲密关系问卷等 |
| 提示预后的影响因素,包括治疗方案及个性特征、社会支持、应对方式、治疗依从性等 | 临床访谈 |
| 疗效评估 | 创伤后成长量表、SCID-P 等工具 |

### 2. 复合性创伤后应激障碍的临床评估

CPTSD 首先必须符合 PTSD 的所有诊断标准,同时符合以下自我组织失调(disturbance in self-organization,DSO)的特征:①情绪调节存在严重异常;②持续的负面评价,认为自己是渺小的、失败的、无价值的,对创伤性事件有愧疚感、自责自罪或挫败感;③难以与他人保持稳定的社交关系或亲密的人际关系。这些症状不仅会导致个人、家庭、社交、学业、职业或其他重要领域功能显著受损,而且还会导致患者的消极言行、物质滥用和躯体症状等表现。

造成 CPTSD 的创伤,尤其是人际创伤,对个体发展和维持关系的能力产生消极影响。情绪不稳定、关系不信任可能难以建立良好的治疗依从关系,从而影响治疗效果。根据英国心理创伤协会提供的 CPTSD 治疗和服务指南,表 2-3 总结了针对 CPTSD 治疗和预后的评估,为临床医师、心理治疗师和相关工作人员提供参考。

表2-3 复合性创伤后应激障碍的临床评估

| 评估项目 | | 评估内容 |
|---|---|---|
| 现病史 | 精神检查 | 以观察为主,根据患者的外貌、知情意行为进行描述,表现是否与既往病历记载和他人描述一致 |
| | 问题描述 | 从患者的视角描述症状/问题出现的时间、原因,严重程度、持续时间,讨论对症状/问题造成积极或消极影响的事物和人物 |

续表

| 评估项目 | | 评估内容 |
|---|---|---|
| 现病史 | 目前 CPTSD 和 PTSD 症状 | 参考诊断标准进行评估，包括创伤后对自我、他人和世界的认知，情绪调节、人际交往和自我价值感方面的困扰 |
| | 常见共病症状 | 精神病性症状、焦虑和抑郁情绪、物质滥用等 |
| 既往史 | 既往治疗经历 | 寻找既往、潜在的有效治疗方案，并讨论既往治疗对患者的影响 |
| | 创伤史 | 使用准确的地理位置、时间和人物名称来还原创伤性事件，同时确定创伤性事件对个人的意义（包括创伤性事件的性质，事件发生时患者的身份和状态，患者对已采取和未采取的行为感受与想法等） |
| 一般社会背景 | 目前社会经济条件 | 目前的职业、社会地位、经济状况、个体支持性网络、居住生活状况等 |
| | 既往保护性因素 | 包括受教育程度、支持性的人际关系、子女、工作等方面有自豪感，还包括兴趣爱好、价值观、宗教信仰等，以及面对困境的克服方式 |
| | 家庭/成长环境 | 家庭背景、社会文化背景、宗教信仰等 |

### 3. 暴力风险评估

患有 PTSD 的人并不危险。虽然 PTSD 与暴力风险增加相关，但大多数患者并未表现出暴力行为。特定的症状，如持续的愤怒和酒精滥用问题，与暴力行为有更密切的联系，但这并非仅由 PTSD 诊断本身所决定。广义上的暴力行为可分为两类：一是指向自身的暴力，包括自伤、自杀企图和行为；二是指可能对他人造成身体伤害、伤害行为或伤害后果的一系列行为或行动，无论是身体上的或口头上的表达。本部分主要讨论伤害他人的风险。

对于暴力风险的评估应该是超越 PTSD 的诊断，全面地审查风险和保护因素，是临床工作中必不可少的一部分。暴力风险评估的目的是预测未来可能发生的暴力行为，同时评估干预后的风险变化。

针对 PTSD 患者的暴力风险评估工具有限，大多数情况下是通过现有评估工具中的特定条目进行评估的，例如 CAPS-5 的第 15 条目，用于评估易激惹或攻击行为。同时，也应考虑使用专门的暴力风险评估工具，如暴力历史、临床、风险评估量表中文版（Historical Clinical Risk Management-Chinese

Version，HCR-CV）和布罗塞特暴力风险评估量表（Broset Violence Checklis，BVC）中文版等。

在临床评估中，应进行全面的精神状态检查，包括询问患者的暴力史和最近对暴力行为的想法。如果患者报告有相关问题，需要进一步评估其对暴力行为的态度、意图和可能的计划。下列是一些评估的细节，可供参考。

（1）评估暴力观念：确定患者是否存在暴力观念，需详细了解触发因素（情景／事件）及缓解因素、冲动的强度和频率、持续时间，以及对其造成痛苦的程度。

（2）评估暴力意图：区分伤害他人冲动的愿望和意图。了解患者采取暴力行动或未实施的原因，以及暴力行为是否被认为合理或必要。

（3）评估暴力计划：询问患者是否准备了具体的暴力计划。如果有，详细了解计划中的目标、对象、执行时间和地点，以及实施计划的准备情况。

考虑到患者可能否认有伤害他人的意图，临床评估中应结合他人提供的信息，例如最近是否购买危险工具如刀具或药品等，以便进行全面的考量。

除了 PTSD 本身，与暴力风险增加相关的非 PTSD 危险因素包括暴力史、酒精或药物滥用、其他精神疾病的共病、男性、年龄较年轻以及社会经济地位较低；保护因素包括良好的适应能力和社会支持等。静态的因素是无法改变的，且不能作为治疗和干预的目标，如年龄和暴力史。但这些因素的考虑有助于全面地评估风险。而动态的因素，如 PTSD 或药物滥用等，可以通过治疗进行改善。

在进行评估前，务必考虑安全问题，采取相关措施，确保评估过程在安全的环境中进行。

### （三）量表评定

#### 1. 定式临床访谈

定式临床访谈是诊断 PTSD 的有效工具。常用于临床研究明确 PTSD

的诊断,临床工作中应用相对较少。使用这类临床访谈需要花费较多的时间和精力,评估人员需要接受特殊培训才可正确使用这些工具,与自评工具相比要求较高。

(1)临床用创伤后应激障碍诊断量表(the Clinician-Administered PTSD Scale,CAPS):CAPS 是一种定式半结构化访谈工具。该量表由 Blake 等人编制(1990 年),并在 2013 年更新,分为成人版(CAPS-5)和儿童青少年版(CAPS-Child/Adolescent Version-5,CAPS-CA-5)。该量表共有 30 项结构化访谈问题,包括 DSM-5 的 20 项 PTSD 核心症状,可评估过去 1 周、1 个月甚至终生的症状。CAPS-5 采用 5 点计分对每个症状的严重程度等级进行评估,最后判断是否符合 PTSD 的诊断。CAPS-5 适用于临床医师和研究人员使用,访谈需要 45～60 分钟。

(2)DSM-Ⅳ-TR 轴Ⅰ障碍的临床定式检查:DSM-Ⅳ-TR 轴Ⅰ障碍的临床定式检查中的 PTSD 模块(PTSD Module of the Structured Clinical Interview for the DSM-Ⅳ Axis I Disorders,SCID-P)是美国精神疾病诊断标准中有关 PTSD 的操作性诊断程序,也是最常用的半结构化访谈之一。SCID-P 中文版可用于诊断各类创伤性事件所致的 PTSD,提问方式与症状标准相对统一。SCID-P 还被用于评估与 PTSD 共病的抑郁障碍、焦虑障碍或物质滥用等。

(3)PTSD 症状量表:PTSD 症状量表 -DSM-5 访谈(PTSD Symptom Scale-Interview for DSM-5,PSS-I-5)是一种半结构化访谈,用于评估过去 1 个月 PTSD 的症状,并根据 DSM-5 的诊断标准进行诊断。PSS-I-5 共有 24 个项目,其中 20 项评估 PTSD 症状的频率和强度,4 项评估痛苦程度、困扰以及症状的发作和持续时间。根据症状频率得出代表症状严重程度的评分,范围从 0 分(根本没有)到 4 分(每周 6 次或更多次 / 更严重)。20 项 PTSD 症状条目得分之和即为 PTSD 症状严重程度总分,范围为 0～80 分。若要诊断 PTSD,需同时在 1 项侵入症状、1 项回避症状和 2 项临床显著困扰条目中获得 2 分及以上的得分。完成该量表访谈时间约 20 分钟。

（4）加州大学洛杉矶分校儿童青少年 PTSD 反应指数：加州大学洛杉矶分校儿童青少年 PTSD 反应指数（UCLA Child/Adolescent PTSD Reaction Index for DSM-5，PTSD-RI）是一项半结构式的临床访谈，被广泛用于学龄儿童和青少年灾后 PTSD 的评估及筛查。访谈内容包括对儿童的创伤类型、DSM-5 中 PTSD 症状（包括分离症状），以及对痛苦及功能损害的评估。根据症状的评估，可以为 PTSD 提供初步的诊断信息，包括过去 1 个月内症状出现的频率（从"从不"到"大多数时间"）。PTSD-RI 还有儿童自我报告版本和父母 / 照料者访谈版本（包括一般访谈和 6 岁以下的儿童访谈）。

### 2. PTSD 快速筛查量表

（1）初级保健创伤后应激障碍筛查：初级保健创伤后应激障碍筛查（Primary Care PTSD Screen，PC-PTSD）由 Prins 等人编制（2003 年）。首先询问受访者是否曾经历过创伤性事件，若回答"否"则测试结果为 0 分。若回答"是"，则要求回答涵盖再体验、高警觉、麻木和回避三个维度的 4 个条目。修订版 PC-PTSD-5 增加了第 5 个条目用于评估受访者是否对创伤性事件感到内疚和 / 或存在扭曲的责任感。量表采用"是"或"否"计分，男性的最佳分割值为 4 分。为了减少女性的假阴性，分界值可以调整为 3 分。

（2）创伤筛查问卷：创伤筛查问卷（Trauma Screening Questionnaire，TSQ）由 Brewin 等人基于创伤后应激障碍症状量表 - 自评版（PTSD Symptom Scale-Self-Report Version）改编（2002 年）。共计 10 个条目，包括 5 个再体验条目和 5 个高警觉条目。TSQ 要求受访者采用"是"或"否"的评分方式，对过去 1 周内上述症状是否至少出现过 2 次进行回答。如果有 6 项或以上的症状被标记为"是"，则表明可能存在 PTSD 症状。评估时间约 5 分钟。

### 3. PTSD 症状自评量表

自陈式诊断量表较多，准确率较高，在临床诊断上被普遍使用。对于评估人员要求较低，所需用时较短，操作简单易行，可提供 PTSD 症状强度和频度的确切信息，临床应用价值高，但不能确诊 PTSD。

（1）PTSD 检查量表：PTSD 检查量表（PTSD Checklist，PCL）是由美国 PTSD 研究中心编制，用于评估日常生活中（相对战争而言）普通人群在遭受创伤性事件后的体验与 PTSD 症状。该量表在 DSM-5 发布后修订为 PCL-5，要求受访者评估自己过去 1 个月遭受创伤性事件的困扰程度，包括闯入、回避、认知和情绪的负性改变、高警觉 4 个维度，共 20 个条目。采用 4 点计分，总分为 0～80 分，得分越高，PTSD 的可能性越大。PCL-5 能够监测治疗期间和治疗后的症状变化，并提供一个暂时的 PTSD 诊断。使用 PCL-5 时，可根据评估目标降低或升高分界点分数，以便尽可能地发现潜在病例或减少误诊率。PCL 有 3 个版本：军队版（PCL-M，Military），主要用于应激性军事经历；特定事件版（PCL-S，Specific），可用于任何特殊创伤性事件；平民版（PCL-C，Civilian），用于常人而非战争中的创伤体验。完成时间 5～10 分钟。

（2）事件影响量表修订版：事件影响量表修订版（Impact of Event Scale-Revised，IES-R）由 Weiss 和 Marmar 依据 DSM-Ⅳ 诊断标准基于事件影响量表（IES）进行修订（1997 年）。该量表可用于测定受访者过去 7 天内由创伤性事件引起的主观痛苦，以及治疗过程中症状的改善情况。IES-R 包括 22 个条目，包括闯入、回避和高警觉 3 个维度。采用 5 点计分，从 0（完全没有）到 4（极度），总分 9～25 分为轻度影响，26～43 分为中度，44 分及以上为重度。此外，还有专为 8～18 岁的儿童及青少年设计的儿童修订版事件影响量表（The Children's Revised Impact of Event Scale，CRIES）。CRIES 包括 13 个条目，分为闯入、回避和高警觉 3 个维度，分数越高表明存在更多的 PTSD 症状。

（3）创伤后应激障碍自评量表：创伤后应激障碍自评量表（Post-traumatic Stress Disorder Self-rating Scale，PTSD-SS）是由我国学者刘贤臣等人根据 DSM-Ⅳ、ICD-10 和 CCMD-2-R 中的 PTSD 的诊断标准编制。该量表由 24 个条目构成,涵盖对创伤性事件的主观评定(1 个条目)、反复重现体验(7 个条目)、回避症状(8 个条目)、警觉性增高(6 个条目)和社会功能受损(2 个条目)5 个部分。每个条目根据创伤后的心理感受进行 1～5 级评定(从"没有影响"到"很重")。条目累积得分为量表总分,其中≥50 分为存在轻度 PTSD 症状,≥60 分为存在中重度 PTSD 症状,总分越高表示 PTSD 症状越严重。

**4. 复合性 PTSD 自评工具**

(1)国际创伤问卷:国际创伤问卷(International Trauma Questionnaire, ITQ)是评估 ICD-11 PTSD 和 CPTSD 的主要自评工具。ITQ 共有 18 个条目,其中 12 个条目用于测量 PTSD 和 CPTSD 的 6 个核心症状群,其余 6 个条目用于测量 PTSD 和 DSO 所致的功能障碍,完成需 10 分钟。ITQ 采用 5 点评分,评定过去 1 个月被症状困扰的程度,范围从 0(完全没有)到 4(极度)。PTSD 的诊断需满足各种症状群里 2 项条目中的 1 项,并且至少 1 项的功能障碍≥2 分。CPTSD 的诊断不仅要满足 PTSD 的标准,并必须符合 DSO 各种症状群里 2 项条目中的 1 项,以及至少 1 项的功能障碍≥2 分。个体可诊断为 PTSD 或 CPTSD,而不能同时诊断两种障碍。有适用于 9～17 岁人群的儿童和青少年版本(ITQ-CA),以及各语言版本。在官网上免费提供。

(2)儿童和青少年创伤筛查问卷:儿童和青少年创伤筛查问卷(Child and Adolescent Trauma Screen, CATS)由 CedricSachser 等人基于 DSM-5 中 PTSD 的诊断标准编制(2017 年),旨在筛查 7～17 岁的儿童和青少年创伤后应激症状(PTSS)。该工具包括 15 项潜在创伤事件(potentially traumatic event, PTE)条目以及 20 项与 ICD-11 及 DSM-5 诊断标准对应的 PTSS 条目,采用 4 点评分(从 0"从不"至 3"几乎总是"),评定过去 4 周内症状出现的频率以及严重程度。此外,还有 5 个条目评估上述 PTSS 症状是否影响社会心理功能(与他人相处、学校/工作、爱好、家庭关系和总体幸福)。最后可分为 DSM-5 PTSD 总分、ICD-11 PTSD 总分、ICD-11 DSO 总分和 ICD-11

CPTSD总分4个维度,为跨系统的筛查提供依据。

### (四)辅助检查

#### 1.心理生理评估

PTSD患者心理生理评估的基本范式是在暴露于创伤性刺激时,通过多种反应通道来测试患者的心理反应(如量表测量对唤起水平的自我评估和感受反馈)、生理反应(如动态心电图、血压、皮肤电反应以及肌电图等)以及工具性反应(如回避行为)。可以结合范式实施前后IES等评估量表分数的变化,加上观影前、观影期间和观影后的心率、心率变异性、血压及皮肤电反应等生理指标进行评估。PTSD患者在模拟创伤暴露后的闯入性创伤体验出现频率较高(每天平均出现1次或更多闯入症状)、IES评分更高,伴有显著的恐惧、无助和羞耻感等。

心理生理评估时需注意个体差异,如健康状况(高血压、冠心病和肥胖)、生活习惯(吸烟、酗酒、饮食和睡眠)以及创伤暴露年龄对测试结果的影响。不管采取何种评估方式,都需要将采集过程中的基线数据、中间间歇期数据与刺激呈现时数据(即编码创伤的记忆系统被启动,激活与之相关的创伤性反应)进行比较。

#### 2.精神状况评估

PTSD病程中往往同时伴有焦虑和抑郁症状,且具有一定的人格特点。PTSD与重性抑郁障碍的共病率达47%,与广泛性焦虑障碍的共病率达16.8%,与酒精依赖的共病率达51%。童年期有创伤史的PTSD患者更容易出现共病问题。PTSD成人患者共病的精神障碍包括:情绪障碍(如抑郁障碍和恶劣心境)、焦虑障碍(如惊恐障碍和广泛性焦虑障碍)、物质滥用、躯体形式障碍和分离障碍等。上述评估对PTSD患者的症状严重程度、社会功能损害及预后具有非常重要的临床意义。

#### 3.神经心理评估

PTSD患者存在记忆、注意、执行功能和社会认知等多方面功能损害,即使临床症状减轻或缓解，认知损害的恢复也较为缓慢。因此，测量认知功能对评估 PTSD 症状的严重程度、治疗和预后具有重要意义。以下是部分神经心理评估的范式和工具。

（1）重复成套神经心理学测试量表：重复成套神经心理学测试量表（Repeatable Battery for the Assessment of Neuropsychological Status，RBANS）由 Randolph 等编制（1998 年），用于评定 20～89 岁人群的神经心理功能状况。该量表主要由 5 个子项构成，分别对被试者的即刻记忆、视觉广度、言语功能、注意力和延迟记忆能力进行检测，在每个子项中含有 2～4 个分测验。RBANS 测试工具分为两部分：①刺激手册，包括图形临摹、线条定位、图画命名、评分标准和量表分换算表；② RBANS 记录表，用于记录被测试者完成状况。该量表配备简便，测试时间为 25～30 分钟，可床旁测试。

（2）蒙特利尔认知评估量表：蒙特利尔认知评估量表（Montreal Cognitive Assessment，MoCA）由 Nasreddine 等制定（2004 年），用于快速筛查认知功能异常。该量表涵盖视结构技能、执行功能、记忆、语言、注意、计算、抽象思维和定向力等 8 个认知领域的 11 个检查项目，总分 30 分，<26 分表明认知功能异常。MoCA 灵敏度较高，覆盖重要的认知领域，且测试时间短（约 15 分钟），适合临床应用。使用时需要考虑被试者教育程度和文化背景，受教育年限≤4 年或不识字者（日常生活无法流利地阅读或书写），得分额外增加 1 分。最高得分为 30 分。

（侯彩兰）

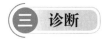

### 三 诊断

### （一）诊断原则

PTSD 在 DSM-5 和 ICD-11 的诊断标准中，诊断原则如下：①满足个体暴露于创伤性事件,该创伤性事件具备极其严重到威胁生命或面临死亡的程度;②满足症状学标准,DSM-5 和 ICD-11 的诊断标准中的症状学标准略有不同;③满足症状严重程度标准,即个体的社会功能严重受损;④满足病程标准;⑤排除其他精神疾病所致。

### (二)诊断标准

#### 1. 基于 DSM-5 的诊断标准

适用于成年人、青少年和 6 岁以上儿童的诊断标准见表 2-4。适用于 6 岁及以下儿童的诊断标准见表 2-5。

表2-4　DSM-5 成年人、青少年和 6 岁以上儿童 PTSD 诊断标准

| A. 以下述 1 种(或多种)方式暴露于实际的面临死亡或被威胁生命的情境,或接触严重的创伤或性暴力,包括以下几种情况。<br>1. 直接经历创伤性事件。<br>2. 目睹发生在他人身上的创伤性事件。<br>3. 获悉亲密的家庭成员或亲密的朋友身上发生了创伤性事件。在实际的面临死亡或被威胁生命的案例中,创伤性事件必须是暴力的或突发的。<br>4. 反复经历或极端暴露于创伤性事件的令人作呕的细节中(例如,急救员收集人体遗骸;警察反复接触虐待儿童的细节)。<br>注:诊断标准 A4 条不适用于通过电子媒体电视电影或图片的接触,除非这种接触与工作相关 |
| --- |
| B. 在创伤性事件发生后,存在下述 1 个(或多个)与创伤性事件有关的侵入性症状。<br>1. 创伤性事件反复的、非自愿的和侵入性的痛苦记忆。<br>注:6 岁以上儿童,可能通过反复玩与创伤性事件有关的主题或某一方面的游戏来表达。<br>2. 反复做内容和 / 或情感与创伤性事件相关的痛苦的梦。<br>注:儿童可能做可怕但内容不清晰的梦。<br>3. 分离性反应(如闪回),个体的感觉或举动好像创伤性事件再次出现,(这种反应可能连续出现,最极端的表现是对目前的环境完全丧失意识)。<br>注:儿童可能在游戏中重演特定的创伤内容或情境。<br>4. 暴露于象征或类似创伤性事件某方面的内在或外在线索时,产生强烈或持久的心理痛苦。<br>5. 对象征或类似创伤性事件某方面的内在或外在线索,产生显著的生理反应 |
| C. 创伤性事件后,开始持续地回避与创伤性事件有关的刺激,具有以下 1 项或 2 项情况。<br>1. 回避或尽量回避关于创伤性事件或与其高度有关的痛苦记忆、想法或感觉。<br>2. 回避或尽量回避能够唤起关于创伤性事件或与其高度有关的痛苦记忆、想法或感觉的外部提示(人、地点、对话、活动、物体、情景) |

续表

D. 与创伤性事件有关的认知和心境方面的负性改变，在创伤性事件发生后开始或加重，具有以下 2 项(或更多情况)。

1. 无法记住创伤性事件的某个重要方面(通常是由于分离性遗忘，而不是诸如脑损伤、酒精、毒品等其他因素所致)。

2. 对自己、他人或世界持续性放大的负性信念和预期(例如，"我很坏""没有人可以信任""世界是绝对危险的""我的整个神经系统永久性地损坏了")。

3. 由于对创伤性事件的原因或结果持续性的认知歪曲，导致自责或责备他人。

4. 持续性的负性情绪状态(例如，害怕、恐惧、愤怒、内疚、羞愧)。

5. 显著地减少对重要活动的兴趣或参与。

6. 与他人疏离或疏远的感觉。

7. 持续地不能体验到正性情绪(例如，不能体验快乐、满足或被爱的感觉)

E. 与创伤性事件有关的警觉或反应性有显著的改变，在创伤性事件发生后开始或加重，具有以下 2 项(或更多情况)。

1. 激惹的行为和愤怒的爆发(在很少或没有挑衅的情况下)，典型表现为对人或物体的言语或身体攻击。

2. 不计后果或自我毁灭的行为。

3. 过度警觉。

4. 过分的惊跳反应。

5. 注意力有问题。

6. 睡眠障碍(例如，难以入睡或难以维持睡眠或休息不充分的睡眠)

F. 这种障碍的持续时间(诊断标准 B、C、D、E)超过 1 个月

G. 这种障碍造成个体明显的痛苦，或导致社交、职业或其他重要社会功能方面的损害

H. 这种障碍不能归因于某种物质(如药物、酒精)的生理效应或其他躯体疾病

标注是否：

伴解离症状：个体的症状符合创伤后应激障碍的诊断标准。此外，作为对应激源的反应，个体经历了持续性或反复的下列症状之一。

1. 人格解体：持续地或反复地体验到自我的心理过程或身体解离感，似乎自己是一个旁观者(例如，感觉自己在梦中；感觉自我或身体的非现实感或感觉时间过得非常慢)。

2. 现实解体：持续地或反复地体验到环境的不真实感(例如，个体感觉周围的世界是虚幻的、梦幻般的、遥远的或扭曲的)。

注：其解离症状不能归因于某种物质的生理效应(例如，一过性黑矇，酒精中毒所致)或其他躯体疾病(如复杂部分性癫痫)。

标注是否：

伴延迟性表达：直到事件后至少 6 个月才符合全部诊断标准(尽管一些症状的发生和表达可能是立即的)

### 表2-5　DSM-5 6岁及以下儿童PTSD诊断标准

A. 6岁及以下儿童,以下述1种(或多种)方式暴露于实际的面临死亡或被威胁生命的情境、严重的创伤或性暴力。

1. 直接经历创伤性事件。

2. 目睹发生在他人身上的创伤性事件,特别是儿童主要的照料者。

注:这些目睹的事件不适用于通过电子媒体、电视、电影或图片的接触。

3. 知道创伤性事件发生在父母或照料者的身上

---

B. 在创伤性事件发生后,存在下述1个(或多个)与创伤性事件有关的侵入性症状。

1. 创伤性事件反复的、非自愿的和侵入性的痛苦记忆。

注:非自愿的和侵入性的记忆看起来不一定很痛苦,也可以在游戏中重演。

2. 反复做内容和/或情感与创伤性事件相关的噩梦。

注:很可能无法确定噩梦的内容与创伤性事件相关。

3. 解离反应(如闪回),儿童的感觉或举动好像创伤性事件重复出现,(这种反应可能连续出现,最极端的表现是对目前的环境完全丧失意识)。这类特定的创伤性事件可能在游戏中重演。

4. 接触象征或类似创伤性事件某方面的内在或外在线索时,会产生强烈或持久的心理痛苦。

5. 对创伤性事件的线索产生显著的生理反应

---

C. 至少存在1个(或更多)代表持续地回避与创伤性事件有关的刺激或与创伤性事件有关的认知和心境方面的负性改变的症状,且在创伤性事件发生后开始或加重。

持续地回避刺激

1. 回避或尽量回避能够唤起创伤性事件回忆的活动、地点或具体的刺激。

2. 回避或尽量回避能够唤起创伤性事件回忆的人,对话或人际关系的情境。

认知上的负性改变

3. 负性情绪出现的频率(例如:恐惧、内疚、悲痛、羞愧、困惑)显著增加。

4. 显著地减少对重要活动的兴趣和参与,包括玩耍活动的减少。

5. 社交退缩行为。

6. 正性情绪表达的持续性减少

---

D. 与创伤性事件有关的警觉和反应性的改变,在创伤性事件发生后开始或加重,具有以下2项(或更多)情况。

1. 激惹的行为和愤怒的爆发(在很少或没有挑衅的情况下),典型表现为对人或物体的言语或身体攻击(包括大发雷霆)。

2. 过度警觉。

3. 过度的惊跳反应。

4. 注意力障碍。

5. 睡眠障碍(例如,难以入睡或难以维持睡眠或休息不充分的睡眠)

---

E. 这种障碍的持续时间超过1个月

---

F. 这种障碍引起临床上明显的痛苦,或导致与父母、同胞、同伴或其他照料者的关系或在学校行为方面的损害

G. 这种障碍不能归因于某种物质（例如，药物、酒精）的生理效应或其他躯体疾病

**标注是否：**

**伴解离症状：**个体的症状符合创伤后应激障碍的诊断标准。作为对应激源的反应，个体经历了持续性或反复的下列症状之一。

1. 人格解体：持续地或反复地体验到自我的心理过程或身体解离感，似乎自己是一个旁观者（例如，感觉自己在梦中；感觉自我或身体的非现实感或感觉时间过得很慢）。

2. 现实解体：持续地或反复地体验到环境的不真实感（例如，个体感觉周围世界是虚幻的、梦幻般的、遥远的或扭曲的）。

注：其解离症状不能归因于某种物质的生理效应（如一过性黑矇，酒精中毒所致）或其他躯体疾病（如复杂部分性癫痫）。

**标注是否：**

**伴延迟性表达：**创伤性事件发生后至少 6 个月才符合全部诊断标准（尽管有一些症状的发生和表达可能是立即的）

### 2. 基于 ICD-11 的诊断标准

（1）暴露于极具威胁性或可怕的事件或情况（短期或长期）：这类事件包括但不限于直接经历自然灾害或人为灾难、战争、重大事故、酷刑、性暴力、恐怖主义、袭击或危及生命的急性疾病（如心脏病发作）；以突然、意外或暴力的方式目睹他人受到生命威胁或实际伤害或死亡；亲人的突然、意外或暴力死亡。

（2）在创伤性事件之后，出现持续至少数周的特征性综合征，包括以下全部 3 个维度的核心症状。

1）再体验当下的创伤性事件，即感觉创伤性事件在当下再次发生，通常以生动的侵入性记忆或图像的形式发生；闪回：可以从轻度（保留对当前环境的意识）到严重（完全丧失对当前环境的意识）；或与创伤性事件主题相关的重复梦境或噩梦。

2）刻意回避可能重新体验到创伤性事件的刺激。包括回避与事件有关的想法和记忆，或回避能够联想到创伤性事件的人、对话、活动、物品、环境等。在极端情况下，患者可能会改变他们的环境（例如，搬到不同的城市或

换工作)以回避刺激。

3)高警觉状态:过度警惕或对周围动静(如噪声)的惊吓反应过度,感觉自己或亲近的人在特定情况下或普通情况下会受到威胁。可能会采取特定行为来保证安全(例如,不背靠门坐着,反复检查车辆的后视镜等)。

(3)这些症状导致个人、家庭、社会、教育、职业或其他重要功能(如学习、工作、社交等)的严重损害。或者维持正常功能需要付出巨大的额外努力。

### (三)鉴别诊断

#### 1.适应障碍

在适应障碍中,应激源的严重程度不符合 DSM-5 PTSD 的诊断标准 A,症状标准符合 PTSD 的诊断标准,但超过了急性应激反应的持续时间,则应诊断为适应障碍;此外,应激源的严重程度符合 PTSD 的诊断标准 A,但症状标准不符合 PTSD 的诊断标准,这些反应更适合诊断适应障碍。通常适应障碍的症状会在应激源后 6 个月内缓解。

#### 2.其他创伤后障碍和疾病

并非所有暴露于重大创伤性应激源的个体的精神病理症状都归因于 PTSD。如果对创伤性应激源的症状符合其他精神障碍的诊断标准,就应该下相应的诊断,或者除了 PTSD 的诊断之外,额外给予这些相应的诊断。如果这些症状能够解释 PTSD(例如,惊恐障碍的症状仅出现在暴露创伤提示物后)那么就可以只诊断 PTSD。如果对创伤性应激源的症状很严重,尤其是解离症状,那么除了 PTSD 以外,还可以给予一个额外的诊断如分离性遗忘症。

#### 3.急性应激障碍

急性应激障碍与 PTSD 的区别在于急性应激障碍的症状仅局限在接触创伤性事件后的 3 天~1 个月,超过 1 个月则考虑诊断 PTSD。

#### 4.其他精神障碍

(1)焦虑障碍和强迫症:强迫症存在着类似的反复的侵入性的想法,明知不必要但不能控制和调整,这些符合强迫思维的定义。此外,侵入性想法与所经历的创伤性事件无关,常伴随强迫性行为。

惊恐障碍的高警觉和解离症状,或广泛性焦虑障碍的回避、激越和焦虑都与特定的创伤性事件无关。分离性焦虑的症状与离开家或家人有关,而与创伤性事件无关。

(2)重性抑郁障碍:重性抑郁障碍(major depressive disorder,MDD)在发病之前可能有或无生活事件/创伤性事件,如果缺乏 PTSD 的三维症状,则应诊断 MDD。MDD 不包括 DSM-5 PTSD 诊断标准 B 或 C、D 或 E 症状。如果符合 PTSD 的诊断标准,则应作为额外的共病诊断。

(3)人格障碍:在暴露创伤性事件之后,人际关系困难或显著加重,可能提示 PTSD 而非人格障碍。人格障碍的人际关系困难在创伤之前就已存在,独立于任何创伤之外。

(4)分离障碍:分离性遗忘症、分离性身份障碍和人格解体/现实解体障碍之前可能存在或缺乏创伤性事件的暴露史,但也可能出现 PTSD 症状。当符合 PTSD 的全部诊断标准时,应给予 PTSD"伴分离症状"的亚型诊断。

(5)转换障碍:在创伤后主观痛苦的情况下,新发的躯体症状可能提示 PTSD,而非转换障碍。

(6)精神病性障碍:PTSD 中的闪回症状必须与精神分裂症、短暂精神病性障碍和其他精神病性障碍、伴精神病性特征的抑郁发作和双相障碍、谵妄、物质所致精神障碍,以及由于躯体疾病所致精神病性障碍导致可能出现错觉、幻觉、其他感知障碍相鉴别。如 PTSD 的闪回症状与声音或嗅觉相关,就需要与幻听或幻嗅鉴别。

(7)创伤性脑损伤:在创伤性事件中发生脑损伤时(如脑外伤、爆炸事件等),也可能导致 PTSD,精神创伤症状和与创伤性脑损伤相关的神经认知症状并不相互排斥,它们可能同时存在。头痛、头晕、对光或声音敏感、易激惹、记忆和注意障碍可能存在脑损伤或无脑损伤的人群中,也包括 PTSD。

因为 PTSD 与创伤性脑损伤相关的神经认知症状和功能性神经症状可能重叠，二者根据独特的临床症状应该加以鉴别。精神创伤相关的闪回和回避是 PTSD 的特征症状，而非创伤性脑损伤的症状；如果二者同时符合其诊断则可给予共病诊断。

**（四）诊断的注意事项**

1. ICD-11 引入了复合性创伤后应激障碍（complex PTSD，CPTSD）的新平行诊断，CPTSD 的诊断要求：包括具备 PTSD 的所有基本特征（ICD-11 标准），但 CPTSD 的诊断还需要关注情感障碍、持续的消极信念以及维持人际关系困难的症状。

CPTSD 的应激源是一种或一系列极具威胁性或恐怖性质的事件，最常见的是长时间或重复发生的创伤性事件，难以或不可能逃脱（如酷刑、奴役、种族灭绝运动、长期家庭暴力、反复的童年性虐待或躯体虐待等），满足 PTSD 的所有诊断标准。此外，复合性创伤后应激障碍还会出现：①严重和持续的情绪调节问题；②认为自己被贬低、失败或毫无价值，并伴有与创伤性事件相关的羞耻、内疚或失败感；③维持人际关系或亲密关系困难。这些症状对个人、家庭、社会、教育、职业或其他重要领域的功能造成严重损害。

2. PTSD 的常见症状还可能包括烦躁不安、分离症状、躯体症状、自杀意念和行为、社交退缩、过度饮酒或吸毒（以避免再体验症状）、焦虑症状（包括惊恐）以及对创伤记忆或创伤记忆相关的刺激反应的强迫行为。PTSD 患者的情绪体验通常包括愤怒、羞耻、悲伤、羞辱或内疚（如幸存者内疚）。

3. PTSD 患者可能存在共病，包括抑郁障碍、双相障碍、焦虑障碍或物质滥用等。

4. 暴露具有极端威胁性或恐惧性事件并不一定都发生 PTSD。许多人经历这样的压力源并没有发展为 PTSD。因此，对 PTSD 的诊断必须符合所有的诊断要求。

5. PTSD 可能在暴露于创伤性事件后的生命周期内的任何时间段发生。

通常是在暴露于创伤性事件后的 3 个月内发生。50% 被诊断为 PTSD 的个体在 3 个月内症状完全缓解。即使在暴露于创伤性事件数年后，也可能发生延迟性 PTSD 症状。

6. PTSD 的症状和病程可以随时间变化和个体差异而显著不同。在暴露于创伤性事件之后，或经历额外的生活事件或创伤性事件，可能会出现症状复发。一些被诊断为 PTSD 的个体可能会持续数月或数年而不能完全缓解。

（李卫晖）

# 第三章

创伤后应激障碍的治疗

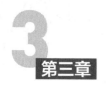

第三章

# 创伤后应激障碍的治疗

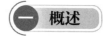
一 概述

　　尽管 PTSD 具有较高辨识度的典型临床症状,但其病因和病理机制较为复杂,且社会文化因素在其疗效、转归中的作用也更为突出,所以 PTSD 的治疗强调全病程管理,并基于评估的个体化的综合治疗。

　　如前所述,PTSD 以严重的心理应激事件为主导病因,同时其发生、发展、转归、结局与个体生理和心理素质因素、社会文化因素、应激事件以及有效干预等相关。PTSD 的症状包括与急性和持续性应激反应密切相关的心理和生理异常、心理痛苦和社会功能损害等。因此,在开展干预前需要全面评估,以使患者在后续治疗中能够最大获益。

　　从全病程管理的层面,可将 PTSD 的干预分为以下阶段:①创伤性事件发生后的短期内;②急性治疗期;③巩固治疗期;④维持治疗期;⑤社会功能康复期。每期均有治疗目标和具体内容,其基本宗旨在于降低 PTSD 症状的发生,使 PTSD 患者得到规范化治疗,尽可能达到全面的康复结局。

　　PTSD 的具体干预靶点包括应激事件类型、创伤性事件的影响或结果、临床心理生理反应、易感素质以及社会适应技能等,所以根据不同阶段的治疗目标,需要综合临床上常用的干预措施,如心理治疗、药物治疗、物理治疗和特殊治疗,其中特殊治疗与 PTSD 的特异症状相关,包括临时安置安全环境,或改变长期的生活环境等,此类干预措施对于部分 PTSD 患者是必要的,通常需要社会力量的积极参与和支持。

（王相兰）

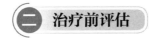

## 二　治疗前评估

### （一）年龄

无论是群体还是个体遭受灾难性事件后，儿童、青少年、中老年人常常是影响较大的人群，由于他们在生物学和心理发展上的特殊性，也需要在治疗中给予重视。

首先，在制定药物治疗方案时，需要考虑儿童用药的特殊性，部分成年患者的常用药物（主要是抗抑郁药物）并不适用于 18 岁以下患者。对于老年患者，则需要关注基础疾病、药物代谢功能和药物之间的交互影响。

其次，在进行症状评估时，需要注意儿童、青少年的临床特点。由于儿童、青少年心理发展的特点，他们较成年患者更易于出现视幻觉，其内容围绕创伤性事件，或源于心理需要而具有想象、幻想或向外投射的特点，药物治疗对这类症状难以取得预期效果，需要借助心理治疗。此外，部分个体进入青春期后才意识到自己在童年期经历所谓的"游戏"，实为性侵犯，此时可能出现明显的应激反应，且其临床症状也更为复杂。对于不同年龄尤其儿童和青少年患者，常需要针对性的技巧以保证心理治疗的有效实施。对于老年人群，由于其身体和器官的衰老，在灾难性情境下更易于发生器质性疾病，或原有的疾病波动或恶化。尽管老年人群社会阅历较为丰富，但部分老年人认知较为固执且难以改变，所以心理治疗技巧要求较高。

另外，对于儿童、青少年和老年人的治疗，无论是药物治疗还是心理治疗，都需要联盟家庭、亲友或社会机构的力量共同参与。

### （二）性别

国内外研究均显示，女性更易于罹患 PTSD，其原因涉及生物和社会文化因素等，尤其是经历性侵犯、性虐待等创伤性事件的女性比例显著高于男性，但部分女性可能选择压抑、掩饰此类创伤史或有意淡化其影响，特别是在施害者是亲属或权威人物时。因此，在临床工作中需要注意患者由于当前创伤性事件与既往创伤性事件的叠加效应，而加重目前的 PTSD 症状，且治疗达不到预期效果。应用综合量表评估和有技巧的访谈有助于避免遗漏类似的创伤性事件。

### （三）家族史

阳性精神疾病家族史是 PTSD 的重要风险因素。阳性家族史提示患者存在易感性生物学基础，易于共病其他精神障碍，同时需要系统、积极的治疗。另外，如果儿童和青少年患者的照料者患有精神障碍，临床工作中需要考虑照料者对患者的监护水平，必要时需要借助社会资源以保证患者治疗的依从性和有效性，并保证患者得到恰当的照护以降低病情加重的风险。

### （四）个性心理特征

个性心理特征与 PTSD 的关联较为复杂。从易感性角度来看，某些个性心理特征可能增加个体 PTSD 的易感性。具有高负性情绪 / 神经质、低正性情绪 / 外向性特点的患者，以社交回避、焦虑和抑郁为特征；而具有高负性情绪 / 神经质和低控制性特点的患者，以显著的易激惹、冲动、反社会和物质滥用为特征。从共病角度来看，持续性创伤尤其是早年创伤，在发生 PTSD 的同时也可显著影响人格的形成，如 CPTSD 和边缘型人格障碍在症状和病理机制上存在许多重叠，同时慢性 PTSD 也可导致显著的人格改变。

因此，治疗前需要对患者的个性心理特征进行评估。目前临床上常用评估工具：艾森克人格问卷（Eysenck personality questionnaire，EPQ）、16 项人格因子（Sixteen Personality Factor，16-PF）、明尼苏达多相人格问卷（Minnesota Multiphasic Personality Inventory，MMPI）等。同时也要评估应对方式和心理弹性。

### （五）创伤经历评估

部分创伤性事件可能涉及个人不愿暴露的隐私，所以调查评估工作需要注意：①建立良好的医患关系；②充分体现人文关怀，询问过程避免语气生硬或盘问细节，以免给患者带来二次伤害；③如果患者在回忆或讲述中有明显不适反应，医师需要进行心理支持和放松技术等。

### （六）社会支持

良好社会支持是个体应对创伤性事件的重要资源，如亲人、朋友、同事、邻居、组织等，宠物、玩具等，以及信息、建议、帮助、陪伴、情感、关心等，可使个体感到被照护并具有归属感。

社会支持的内容、方式、强度、时空性等应该与创伤性事件的性质、创伤后个体的心理需求、患者的个性特征等进行有效的匹配。缺乏或过度、不合时宜、脱离实际的社会支持可能适得其反。应对患者的客观社会支持、主观社会支持、社会支持的利用度或感知进行量化评估，并结合治疗师所掌握的可及社会支持信息，评估患者的社会支持程度，有针对性地对患者进行心理治疗以及家庭的健康教育。

### （七）风险评估

PTSD 患者的风险评估主要针对患者的攻击性倾向，对内攻击表现为自伤、自杀的观念、企图或行为，对外攻击表现为伤害他人或破坏社会秩序。可借助现有评估工具对患者进行风险评估，具体评估方法请见相应章节。对于自杀或攻击行为风险较高的患者，原则上需要住院治疗。

### （八）药物治疗安全性的基因检测

近年来，精神药物相关的基因检测逐步应用于临床，对精神科常用药物的代谢类型（快代谢或慢代谢类型等）、不良反应和效应水平等进行检测，有助于对疗效欠佳或药物不良反应较为敏感的患者选择恰当的药物，治疗更具有精准性。

（王相兰）

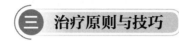

### 三 治疗原则与技巧

PTSD的总体治疗原则为全病程管理和基于评估的个体化综合性治疗。全病程管理强调在预防、评估、诊断、治疗、康复等方面，尤其创伤性事件发生后在急性期、巩固期和维持治疗期至社会功能康复期的全病程管理。

根据PTSD的临床特点，可将其治疗划分为以下5个阶段，每一阶段有具体的治疗目标和工作内容。

**1. 创伤性事件发生后短期内**

在创伤性事件发生后立即开展高危人群的心理危机干预，其目标在于减少亚临床PTSD的发生（有部分症状，但达不到PTSD诊断的症状标准或严重程度标准），或有助于减轻PTSD的严重程度并缩短康复时间。除心理危机干预外，对应激相关症状较为明显或严重的个体，可短期内给予适当的药物治疗，并系统地进行物理治疗或个体化心理治疗。

**2. 急性治疗期**

急性治疗期为期6～12周，治疗目标是尽快控制临床症状，尽量达到临床痊愈，预防复发。根据循证医学证据进行规范化的心理治疗、药物治疗和物理治疗。

**3. 巩固治疗期**

经过急性治疗期，患者的临床症状缓解或只有小部分残留症状，社会功能开始恢复或基本恢复，此后进入巩固治疗期。该期为期4～6个月，治疗目标是进一步巩固治疗效果，促进临床康复，预防复发。期间继续保持规范化的心理治疗，维持核心用药的治疗剂量，开展针对康复训练的健康教育。

**4. 维持治疗期**

经过巩固治疗期后，患者病情稳定，临床症状全面缓解，社会功能基本恢复,此后进入维持治疗期。该期为期6~12个月,治疗目标是促进社会功能全面康复,预防复发。进入维持治疗期后,心理治疗的目标、内容、频率等设置作出相应调整,做好结束治疗的准备。根据个体状况(如情绪不稳定、失眠等),药物治疗剂量逐步减少直至停药,或维持最低的有效剂量,以进一步缓解残留症状。

**5.社会功能康复期**

该期的主要目标是促进并达到患者社会功能的最佳状态,需要积极动员患者、家庭、社会等各方面的资源,必要时继续安排心理治疗或药物治疗。需要注意的是,自起始治疗就应重视患者的社会功能康复。所以该期工作内容常综合上述的各治疗阶段,而不仅在维持治疗期进行功能康复。

药物治疗方面注意:①个体化选择用药,依据治疗前的评估情况和循证医学证据选择用药;②尽量单一用药;③从全病程的管理理念权衡疗效和安全性、获益与风险;④建立良好的医患关系,同时重视与家属或照护者的关系,提高患者治疗的依从性。

需要指出的是部分患者可能需要特别治疗,这部分治疗需要政府机构的支持和协助,主要包括:①安全、适当的生活环境:为存在生命或严重健康问题的患者提供安全的住所;为长期遭受虐待的患者更换照护者并提供安全的生活环境。②社会支持:使患者得到公正、合理、人性化的对待,尤其在创伤性事件后涉及的抚恤、补偿、赔偿时,或存在具体加害者时。

(王相兰)

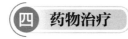

**四 药物治疗**

根据药物作用的靶症状及其临床效应,可以将应用于PTSD治疗的药物分为四类:①核心用药:指可全面缓解PTSD各种症状的药物,主要包括选择性 5- 羟色胺再摄取抑制剂（serotonin-selective reuptake inhibitor，SSRI）和选择性 5- 羟色胺及去甲肾上腺素再摄取抑制剂（serotonin-noradrenalin reuptake inhibitor，SNRI）等抗抑郁药。②急性期用药：在核心药物治疗的基础上，为缓解患者的靶症状而增加的药物，多为短期使用，如镇静催眠药改善睡眠紊乱；抗焦虑药缓解焦虑或高警觉症状；心境稳定剂缓解激越、冲动、兴奋症状；抗精神病药缓解精神病性症状等。③辅助用药：有助于减轻部分症状，如使用 β 受体阻滞剂减轻心动过速等。④探索性用药：难治性患者可探索使用艾司氯胺酮、莫达非尼、氢化可的松等非常规用药。

药物治疗反应分为充分有效、部分有效和无效三类，可借助症状评估量表进行评估。①无效：很少或无症状改善，量表评分减分率<25%；②部分有效：症状明显减轻，量表减分率≥25% 而<50%；③充分有效：各项症状显著缓解，量表减分率≥50%。

治疗反应评估需注意：①抗抑郁药等核心用药的起效需要一定时间，临床有意义的疗效多在持续用药 2～4 周显现，在足剂量应用情况下，达到充分疗效需要 6～8 周，避免频繁更换核心用药；②在治疗无效而依从性良好时，需要对诊断、症状构成、共病情况再评估，然后询问可能影响药物疗效的因素，如用药时间、方式，饮食规律性、偏好、特殊饮食（如酒类、咖啡、茶或中药补品）等，据此进行针对性健康教育；③在治疗反应充分有效时，应继续足剂量足疗程使用核心用药，逐步减少或停用急性期用药和辅助用药，同时向患者和家属做全病程治疗的相关健康教育，尽量避免过早减药和停药；④在治疗反应为部分疗效时，需进一步了解影响药物起效的因素，然后根据治疗的持续时间，决定增加核心药物的剂量或联合用药；⑤药物治疗是 PTSD 的有效治疗方式之一，综合应用心理治疗、物理治疗、社会干预等综合治疗才能获得最大的效益。

药物推荐方面，本书纳入以明确药物治疗成人 PTSD 疗效为目的的系统评价和 Meta 分析 68 篇，评价了 9 种药物类型共计 34 种药物，包括抗抑郁药如舍曲林、帕罗西汀、氟西汀、文拉法辛、米氮平等；抗精神病药如奥氮平、利培酮、齐拉西酮、喹硫平等；心境稳定剂如丙戊酸钠、拉莫三嗪、托吡酯等；抗高血压药如哌唑嗪、胍法辛；精神活性物质如氯胺酮；肾上腺皮质激素药如地塞米松、氢化可的松；其他选择性 5- 羟色胺再摄取抑制剂如维拉佐酮；α 受体阻滞剂多沙唑嗪、羟嗪、溴法胺、乙酰半胱氨酸等。在综合考虑治疗措施的利弊、证据确信度、效应大小等因素后，具体意见如下，详细的循证证据检索、合成与评价方法见附录。

### （一）成人 PTSD 患者的药物治疗

#### 1. 舍曲林、帕罗西汀、氟西汀、文拉法辛

**推荐意见**：建议使用舍曲林（2B）、帕罗西汀（2B）、氟西汀（2B）、文拉法辛（2B）治疗成人 PTSD。

**实践要点**：目前临床上舍曲林的剂型为片剂或胶囊剂型，每日服药 1～2 次，一般起始剂量为 25～50mg/d，根据个体反应和耐受性可逐渐递增药物剂量，最大剂量为 200mg/d。帕罗西汀有普通片剂和缓释片两种类型，每日口服 1 次，起始剂量一般为 10～25mg/d，帕罗西汀普通片剂最大剂量一般不超过 60mg/d。氟西汀通常为片剂或胶囊剂，每日口服 1 次，一般起始剂量为 10～20mg/d，最大剂量一般不超过 60mg/d。文拉法辛有普通片剂、缓释片或缓释胶囊等三种类型，每日口服 1～2 次，起始剂量一般为 25～75mg/d，最大剂量一般不超过 225mg/d。

上述抗抑郁药物通常需要在连续服用 2 周至 1 个月或更长时间后显效，服药初期常见副作用为胃肠道反应、疲劳感等，多在 1 周内明显缓解。在持续用药过程中部分患者可能出现性欲下降副作用，使用文拉法辛的患者还可能出现血压较基础血压升高。在停药或减药时，应逐渐递减，以避免发生撤药反应。

**证据基础**：抗抑郁药物是 PTSD 治疗的核心用药，新近一项 Meta 分析纳入 2004—2021 年间发表的 14 项指南，其中在 2010 年以来发表的 10 项指

南中均推荐将 SSRI 中的帕罗西汀、舍曲林、氟西汀和 SNRI 中的文拉法辛作为一线治疗药物。目前没有证据表明，舍曲林、氟西汀或帕罗西汀等药物的疗效存在显著差异。

22 篇纳入抗抑郁药治疗成人 PTSD 的系统评价和 Meta 分析，评价了 10 种抗抑郁药物，包括舍曲林、帕罗西汀、氟西汀、文拉法辛、米氮平、阿米替林、丙米嗪、苯乙肼、萘法唑酮和安非他酮。推荐的 4 种药物循证医学证据如下，详细的循证效应尺度指标见数字资源 3-1。

9 篇 Meta 分析评价了舍曲林对 PTSD 的疗效，最佳 Meta 分析纳入 10 项随机对照试验（randomized controlled trial，RCT），共 1 401 例成人 PTSD 患者。结果显示，与安慰剂相比，舍曲林显著改善 PTSD 症状（中等确信度）。

6 篇 Meta 分析评价了帕罗西汀对 PTSD 的疗效，最佳 Meta 分析纳入 4 项 RCT，共 1 096 例成人 PTSD 患者，结果显示，与安慰剂相比，帕罗西汀可显著改善 PTSD 症状（中等确信度）、创伤再体验症状（中等确信度）、回避症状（中等确信度）、高警觉症状（中等确信度）、抑郁症状（中等确信度），可有效缓解因不良反应导致的停药率（中等确信度），但在焦虑症状和全因停药率的结局上差异无统计学意义。

7 篇 Meta 分析评价了氟西汀对 PTSD 的疗效，其中 6 篇因研究质量低和缺乏关键数据未被采用。最佳 Meta 分析纳入 7 项 RCT，共 989 例成人 PTSD 患者，结果显示，与安慰剂相比，氟西汀可有效改善 PTSD 症状（中等确信度）、创伤再体验症状（中等确信度）、回避症状（中等确信度）、高警觉症状（中等确信度）、抑郁症状（中等确信度）和焦虑症状（中等确信度），但在全因停药率和不良反应导致的停药率结局上差异无统计学意义。

6 篇 Meta 分析评价了文拉法辛对 PTSD 的疗效，其中 5 篇因研究质量低和缺乏关键数据未被采用，最佳 Meta 分析纳入了 2 项 RCT，共 687 例 PTSD 成人患者。结果显示，与安慰剂相比，文拉法辛可有效改善 PTSD 症状(中等确信度)、创伤再体验症状(中等确信度)、回避症状(中等确信度)、高警觉症状(中等确信度)和抑郁症状(中等确信度),但在全因停药率和不良反应导致的停药率结局上差异无统计学意义。

**2. 曲唑酮**

**推荐意见:**基于专家共识,建议使用曲唑酮治疗成人 PTSD,尤其噩梦症状。

**实践要点:**曲唑酮可作为二线药物治疗成人 PTSD,或作为辅助治疗。曲唑酮为片剂,在睡前服用,起始剂量通常为 25～50mg/d,若镇静作用太强可减至 12.5～25mg/d,最大剂量不超过 300mg/d。一般需要服用 2～4 周后症状开始好转。一般以递减的方式减少药量,如果突然停药可能导致胃肠道不适、焦虑及睡眠障碍等。

**证据基础:**一项曲唑酮治疗 PTSD 症状的有效性(60 例 PTSD 成人患者)的临床研究,评估了曲唑酮对失眠和噩梦的疗效。结果显示,曲唑酮能够有效地减少噩梦次数及噩梦强度、减轻入睡困难、改善睡眠间断性。

**3. 舍曲林**

**推荐意见:**建议使用舍曲林(2C)治疗伴睡眠障碍的成人 PTSD 患者。

**证据基础:**纳入抗抑郁药物治疗成人 PTSD 合并睡眠障碍的 Meta 分析1 篇,评价了舍曲林、帕罗西汀、米氮平、萘法唑酮和维拉佐酮 5 种药物。该Meta 分析纳入 2 项 RCT,共 377 例合并睡眠障碍的成人 PTSD 患者。结果显示,与安慰剂相比,舍曲林可以改善睡眠障碍评分(低确信度),但在接受率和耐受性结局上差异无统计学意义,详细的循证效应尺度指标见数字资源 3-1。

**4. 碳酸锂**

**推荐意见:**基于专家共识,建议碳酸锂治疗成人 PTSD,有助于缓解抑郁症状和行为冲动。

**实践要点:**碳酸锂可能对某些 PTSD 症状有一定改善作用,如抑郁症状和冲动控制问题。碳酸锂一般口服给药，成人用量以体重 20～25mg/kg 计算，每日分 2～3 次服用。为减少对胃的刺激，碳酸锂应在饭后服用，且剂量应逐渐递增并参照血锂浓度调整。常见的副作用包括多尿、口渴、头晕、手抖等。此外，碳酸锂还可能与其他药物有相互作用，包括利尿剂、抗炎药、抗抑郁药等。因此，应在全面评估的基础上使用碳酸锂，并在用药过程中注意观察不良反应，同时为患者和家属进行相关的健康教育。

**5. 奥氮平、利培酮**

**推荐意见：**建议使用奥氮平（2C）或利培酮（2B）治疗成人 PTSD。

**实践要点：**奥氮平以片剂形式给药，一般起始剂量为 1.25～5mg/d，根据患者个体反应和耐受性逐渐递增药量，一般维持剂量为 5～10mg/d。利培酮以片剂或口服溶液给药，一般起始剂量为 1～2mg/d，根据患者个体反应和耐受性逐渐递增药物剂量，一般维持剂量为 2～4mg/d。

**证据基础：**纳入抗精神病药物治疗成人 PTSD 的 Meta 分析 3 篇，评价了 5 种抗精神病药物，包括奥氮平、利培酮、齐拉西酮、喹硫平和阿立哌唑。综合考虑干预措施利弊、证据确信度、效应值大小等因素后，对 2 种药物做出推荐，证据如下，详细的循证效应尺度指标见数字资源 3-1。

3 篇 Meta 分析评价了奥氮平对成人 PTSD 的疗效，最佳 Meta 分析纳入 3 项 RCT，共 62 例成人 PTSD 患者。结果显示，与安慰剂相比，奥氮平可改善 PTSD 症状（低确信度）、回避症状（低确信度）、高警觉症状（低确信度）、抑郁症状（低确信度），但在创伤再体验症状、全因停药率和不良反应导致的停药率结局上差异无统计学意义。

3 篇 Meta 分析评价了利培酮对成人 PTSD 的疗效，最佳 Meta 分析纳入 6 项 RCT，共 412 例成人 PTSD 患者。结果显示，与安慰剂相比，利培酮可改善 PTSD 症状（中等确信度）、回避症状（中等确信度），但在创伤再体验症状、过度警觉症状、抑郁症状、焦虑症状、全因停药率和不良反应导致的停药率结局方面差异无统计学意义。

### 6. 苯二氮䓬类药物

一篇发表于 2015 年的 Meta 分析纳入 4 项 RCT, 结果显示, 苯二氮䓬类药物(benzodiazepine, BDZ)在缓解 PTSD 的相关症状、预防 PTSD 的发生方面差异无统计学意义。另一篇发表于 2020 年的 Meta 分析纳入了 6 项队列研究,共 3 524 例患者,结果显示,与未接受 BDZ 治疗患者相比,接受 BDZ 治疗者患 PTSD 的风险可能会增加。一篇探讨 BDZ 是否影响暴露治疗疗效的系统评价,纳入了 12 项 RCT, 有 2 项 RCT 显示 BDZ 联合暴露治疗的干预措施有一定疗效,另 9 项 RCT 则显示联合治疗并不会产生额外效益,1 项 RCT 显示联合 BDZ 会降低疗效。总之,临床医师可根据患者睡眠、焦虑状况短期使用适合的 BDZ,目前没有证据支持该类药物有助于改善 PTSD 的核心症状,详细的循证效应尺度指标见数字资源 3-1。

### 7. 其他抗精神病药物

有研究显示,与安慰剂相比,喹硫平对 PTSD 的症状显示有中等强度的改善。来自单个随机对照试验(80 例患者)的证据表明,喹硫平对 PTSD 症状的严重程度有中度的疗效。由于严重的偏倚风险和严重的不精确性,证据等级非常低,是否可以推广到所有成人 PTSD 的治疗尚不清楚。建议在更广泛的人群和创伤类型中进行进一步研究,以增强证据基础。

哌唑嗪(prazosin)是美国睡眠医学会推荐治疗成年人噩梦的一线治疗药物,但其对 PTSD 噩梦症状的疗效目前仍存在争议。

### 8. 探索性药物

(1)氯胺酮:氯胺酮一种具有高度脂溶性、起效迅速的麻醉药物,主要通过非竞争性地抑制 N- 甲基 -D- 天冬氨酸受体(N-methyl-D-aspartate receptor, NMDAR)发挥作用,通过抗焦虑作用减轻 PTSD 症状。来自单项 RCT 的证据表明,与安慰剂相比,氯胺酮对 PTSD 症状严重程度有中度益处。但该研究存在严重偏倚和严重的不精确性,证据的确定性非常低。建议对更广泛的人群和创伤类型进一步研究,以增强证据基础。

（2）2017年美国食品药品监督管理局（FDA）批准了3，4-亚甲基二氧甲基苯丙胺（3，4-methylenedioxymethamphetamine，MDMA）辅助／联合心理治疗作为突破性治疗方式，在难治性或重度PTSD患者中进行临床研究，目前该方法仍处于临床试验中。

数字资源3-1
成人PTSD药物
治疗的证据基础

（3）动物实验发现莫达非尼（modafinil）可以减轻小鼠PTSD样表现，并推测PTSD病理机制可能和多巴胺受体相关，目前尚未在PTSD患者中进行研究。

### （二）儿童青少年PTSD患者的药物治疗

#### 1. 舍曲林、氟西汀、西酞普兰

**推荐意见**：基于专家共识，建议使用舍曲林、氟西汀、西酞普兰治疗儿童青少年PTSD（年龄<18岁）。

**实践要点**：建议舍曲林日剂量从25mg开始，治疗1周后增加到50mg，治疗2周后根据疗效和副反应每2周增加一次剂量，最大剂量不超过200mg/d。氟西汀通常剂量为20～40mg/d。西酞普兰通常剂量为10～20mg/d。

**证据基础**：2项RCT共包括155例儿童青少年PTSD患者，结果显示舍曲林可改善儿童大体评定量表评分（Children's Global Assessment Scale，CGAS），但在PTSD症状上未见显著差异；1项RCT共包括26例儿童烧伤患者，结果显示舍曲林有益于预防PTSD症状。2项RCT包括226例儿童青少年PTSD患者，结果显示氟西汀可改善PTSD症状和临床总体印象量表-疗效改善评分（Clinical Global Impression Improvement，CGI-I）。2项RCT共包括32例儿童青少年PTSD患者，结果显示西酞普兰可有效改善PTSD症状和CGI评分。

#### 2. 喹硫平、双丙戊酸钠

**推荐意见**：基于专家共识，建议谨慎使用喹硫平、双丙戊酸钠治疗青少年PTSD（年龄<18岁）。

**证据基础**：1 项病例系列研究共包括 6 例青少年 PTSD 患者，结果显示喹硫平可改善 PTSD 症状，并显著改善解离、焦虑、抑郁和愤怒症状。1 项 RCT 共包括 71 例青少年 PTSD 患者，结果显示大剂量双丙戊酸钠可显著改善 PTSD 的侵入、回避和高警觉等核心症状。

（王相兰　葛　龙）

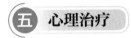

## 五　心理治疗

美国心理学协会（American Psychological Association，APA）发表的 *Clinical Practice Guideline for the Treatment of PTSD*（PTSD 治疗临床实践指南）、英国国家卫生与临床优化研究所（National Institute for Health and Care Excellence，NICE）发表的 PTSD 指南、国际创伤应激研究协会（International Society for Traumatic Stress Studies，ISSTS）发布的 *Effective Treatment for PTSD: Third Edition*（PTSD 的有效治疗：第 3 版）、美国退伍军人事务部 / 国防部（Department of Veterans Affairs/Department of Defense，VA/DOD）发布的 *VA/DOD Clinical Practice Guideline for the Management of Posttraumatic Stress Disorder and Acute Stress Disorder*（VA/DOD PTSD 和 ASD 管理临床实践指南）以及澳大利亚凤凰城灾难心理健康中心的 *Australian Guidelines for the Prevention and Treatment of Acute Stress Disorder, Posttraumatic Stress Disorder, and Complex Posttraumatic Stress Disorder*（澳大利亚 ASD、PTSD 和复合性 PTSD 防治指南）均推荐心理治疗作为 PTSD 的一线治疗。且 APA 的 PTSD 治疗临床实践指南推荐个体化、手册化的聚焦创伤的心理治疗，而不是其他药理学和非药物干预。当聚焦创伤的心理治疗个体化不可用或不可取时，推荐药物治疗或个体化非聚焦创伤的心理治疗；没有足够证据表明药物治疗和非聚焦创伤的心理治疗哪种治疗更有优势。

目前证据表明，心理治疗对于症状较重的高危人群，可获得最大的治疗效果，因为这些人最有可能发展为PTSD。研究表明，侧重于社会支持、技能培训、认知重建和治疗暴露的选择性/指导性干预措施，可能对有PTSD风险或出现的早期症状，以及未达到创伤相关障碍诊断标准的个体最有效。大量文献表明，以聚焦创伤的认知行为疗法、认知疗法和眼动脱敏与再加工（eye movement desensitization and reprocessing，EMDR）疗法对有显著PTSD症状或早期PTSD（暴露于创伤后3个月内）的个体有效。

### （一）成人PTSD患者的心理治疗

### 1. 认知行为疗法

**推荐意见**：建议使用认知行为疗法（CBT）治疗成人PTSD（2C）。

**实践要点**：CBT又称认知行为治疗，一般包括以下步骤：①帮助患者认识思维活动与情感、行为之间的联系；②帮助认识消极歪曲或错误的思维，验证支持和不支持自动思维的证据；③帮助患者改变歪曲错误的思维方式和信念，发展更适应的思维方式和信念；④在以上步骤的实施中，同时采用各种认知技术和行为技术（如系统脱敏、阳性强化等）。

在前期治疗阶段，认知行为疗法重点在于对患者的教导，治疗师引导来访者理解其创伤反应方式和表现的各种症状；同时提供一个理解创伤后反应的模型，这样做将有助于来访者产生一种可选择的叙述创伤的方式。治疗师利用采集到的来访者的信息作为治疗的出发点，去积极、主动地寻找来访者产生的消极、无意识的想法和信念，在这个过程中也需要来访者对自身进行监控。通常治疗师（接受过有关培训的专业人士，包括医师、护士、心理治疗师、心理咨询师等）会采用多种认知干预技术，例如帮助来访者识别自动化思维、列举歪曲认知、改变极端的信念或原则、检验假设、积极的自我对话以及三栏笔记法等。

在治疗后期阶段，治疗师侧重于行为训练，针对来访者的问题采用不同的行为训练。一般常用的行为训练方法和技术包括：等级任务安排法、掌握和愉悦评估技术、日常活动计划、教练技术、指导发现问题法、自我提问法、利弊分析法、改变期望水平、自信心训练、系统脱敏、示范、角色扮演等。

**证据基础：**系统检索后共发现 CBT 相关 Meta 分析 24 篇。最佳 Meta 分析纳入 10 项 RCT，共 595 例成人 PTSD 患者。结果显示，认知行为疗法可改善 PTSD 症状（低确信度），但患者接受率（低确信度）差异无统计学意义，详细的循证效应尺度指标见数字资源 3-2。

**2. 聚焦创伤的认知行为疗法**

**推荐意见：**推荐使用聚焦创伤的认知行为疗法（trauma focused CBT，TF-CBT）治疗成人 PTSD（1B）。

**实践要点：**TF-CBT 是一种整合性 CBT 治疗方案，各指南强推荐。建议该治疗进行 8～12 次，或根据实际需要可提供更多次治疗，还建议将心理教育作为 TF-CBT 的一部分。

TF-CBT 主要整合了心理教育、焦虑管理、暴露治疗、认知重组和支持参与等 CBT 技术，能够有效减少 PTSD 的症状及伴发的抑郁焦虑情绪等，可有效解决一般问题或行为问题，广泛应用于自然灾难、儿童虐待、家庭社会暴力、交通事故、战争等创伤，或以创伤性丧失等为主要内容的认知、情绪和行为调节。

TF-CBT 包含以下步骤。

（1）评估：通过采用临床访谈、问卷调查等方法，评估患者的症状、创伤经历、家庭背景等信息，以确定治疗计划和目标。

（2）教育和认知重建：通过教授患者有关 PTSD 的症状和治疗方法，帮助他们理解自己的创伤反应，并改变他们对创伤的看法。向患者介绍聚焦创伤的认知行为疗法，并解释治疗的原理和预期效果。患者需要理解治疗的过程和可能的不适反应，以便做好心理准备，同时与患者一起制定个性化的治疗计划，包括治疗的目标、时间安排和具体的治疗方法。

（3）暴露疗法：通过患者暴露与创伤相关的情境、回忆或想法，帮助他们逐渐减少对创伤的恐惧和回避。暴露治疗可以通过想象、故事重述或实际体验等方式进行。

（4）认知重构：帮助患者识别和改变与创伤相关的负性思维和信念。通过挑战和替换这些负性思维，改变患者对创伤的解释和理解。

（5）应对技巧和放松训练：教授患者有效的应对技巧，如深呼吸、渐进性肌肉放松和正念等，有助于他们应对焦虑和压力。

（6）家庭干预：帮助患者和家庭成员改善家庭关系、增强支持系统和沟通能力。

（7）结束治疗：在治疗结束时，治疗师和患者一起评估治疗的效果，并制定维持治疗成功的计划。

有研究提出 TF-CBT 的第一次治疗初始访谈阶段包括创伤性事件的叙述回忆，患者多次描述该事件（至少两次）。第二次治疗包括治疗计划的解释，放松练习，以创伤为焦点的心理教育和即将进行暴露练习的介绍。第三次治疗包括创伤性事件回忆、暴露和家庭任务。第四至第九次治疗开始于家庭作业的回顾，随后暴露前的放松练习和心理教育，其中包括识别基于焦虑和身体对压力的反应，管理侵入性思维的策略和思维阻塞技术。第十次至第十二次治疗包括系统脱敏（即逐步暴露疗法），创建一个压力情境的层次。需要指出的是，具体的步骤应根据个体的需求和现状进行个性化设计，最好由经验丰富的专业人员进行评估和治疗。

**证据基础：** 系统检索发现 13 篇 TF-CBT 相关的 Meta 分析。最佳 Meta 分析纳入 53 项 RCT，共 2 844 例成人 PTSD 患者。结果显示，TF-CBT 可显著改善 PTSD 症状（中等确信度），且患者接受率较高（中等确信度），详细的循证效应尺度指标见数字资源 3-2。

**3. 认知加工疗法**

**推荐意见：** 推荐使用认知加工疗法（cognitive processing therapy，CPT）治疗成人 PTSD（1C）。

**实践要点：**CPT 是一种聚焦于创伤性事件，治疗 PTSD、高度结构化的心理疗法，一般一周 1 次，12 次为 1 个疗程。可以以小组形式、一对一形式或以小组和个体相结合的形式进行。患者被教授识别与创伤相关的偏差信念，最初治疗的焦点集中在关于自责和创伤本身的信念上，然后发展到关于世界、自我和他人的信念，这些信念涉及已知受创伤影响的主题（安全、信任、权力 / 控制、尊重和亲密关系）。

通常会针对不同症状分为如下几个阶段。

（1）心理教育：首先需要进行有关 PTSD 和 CPT 的心理教育课程，确定患者的具体症状和治疗需要达到的目标，治疗师会和患者讨论导致 PTSD 症状的原因，以及这个创伤是如何影响患者的情绪和日常活动的。

（2）了解患者的想法和感受：患者在这个阶段学会深刻地了解自我对创伤的感受，以及患者是如何陷入伤害自我情绪的。在这个阶段可能会要求患者写一篇感想，包括发生创伤的原因，以及创伤如何影响自己的生活。治疗师可能会要求患者继续写出创伤经历的详细描述，包括所有记得的细节。

（3）转换思维模式：在这个阶段，患者将学习如何去质疑并挑战自己正在感受的歪曲想法和感受，治疗师将进一步了解患者希望去如何看待自己的创伤。治疗师将教授患者正确地应对创伤的认知技巧。

（4）改变患者信念：患者将会学习如何平衡自己既往看待世界的方式和目前看待世界的方式。治疗将侧重在以下五个方面为患者提供帮助：自尊、亲密关系、自控力、安全感和信任感。在治疗结束前，患者将会和治疗师一起讨论未来还有可能出现其他问题，并共同制定如何去解决这些问题的计划。

**证据基础：**系统检索后共发现 9 篇 CPT 相关 Meta 分析。最佳 Meta 分析纳入 45 项 RCT，共 841 例成人 PTSD 患者。结果显示，CPT 可显著改善 PTSD 症状（低确信度），详细的循证效应尺度指标见数字资源 3-2。

### 4．认知疗法

**推荐意见：**建议使用认知疗法(cognitive therapy, CT)治疗成人 PTSD(2C)。

**实践要点：**CT 是根据认知过程，影响情感和行为的理论假设，通过认知和行为技术来改变歪曲认知的一种治疗方法。认知疗法需要改变患者对创伤的悲观看法和记忆，以改变患者日常生活的行为和/或思维模式。

主要包括以下几个步骤。

（1）建立求助动机：在此过程中，要认识适应不良的认知-情感-行为类型。治疗医师和患者对问题达成认知意见的统一；对合理的认知给予解释并预估矫正后达到的预期结果。例如，可让患者自我监测思维、情感和行为，治疗医师给予指导、说明和认知示范等。

（2）适应认知矫正：促使患者发展新的认知和行为来替代适应不良的认知和行为。比如，治疗医师指导患者应用新的认知和行为。

（3）处理日常问题：培养观念的竞争，用新的认知对抗原有的不合理认知。此时，要让患者练习将新的认知模式用到社会情境之中，取代原有的认知模式。比如，促使患者先用想象方式来练习处理问题或模拟一定情境或在一定条件下让患者以实际经历进行训练。

（4）改变自我认知：作为新认知和训练的结果，要求患者重新评价自我效能以及自我在处理认识和情境中的作用。比如，在练习过程中，让患者监察自我的行为和认知。

**证据基础：**系统检索后共发现 3 篇认知疗法相关 Meta 分析。最佳 Meta 分析纳入 4 项 RCT，共 204 例成人 PTSD 患者。结果显示，认知疗法可改善 PTSD 症状(低确信度)，但患者接受率(低确信度)差异无统计学意义，详细的循证效应尺度指标见数字资源 3-2。

### 5．基于网络的认知行为疗法

**推荐意见：**建议使用基于网络的认知行为疗法治疗成人 PTSD(2B)。

**实践要点：**基于网络的认知行为疗法主要包括每周或每 2 周一次的在

线课程模块,提供在线文本或漫画、视频的形式,疗程通常为 8~12 周。患者在治疗期间需要完成实践练习作业,以对学到的知识进行巩固,同时平台一般会提供自动的电子邮件或短信提醒,督促患者按时完成课程。基于网络的认知行为疗法主要包括以下内容。

(1) 关于原发性问题或目标疾病的心理教育,包括关于症状、危险因素和主要问题的治疗教育。

(2) 患者的自我监督,包括对思想、感受、活动和任务完成情况的监督。

(3) 认知疗法,包括思想监察、调整无益思维方式 / 认知教育、培养挑战性的思想和信念以及测试患者无益认知的行为实验。

(4) 行为疗法,包括行为激活,增加患者对能够带来愉悦和成就感的活动的参与度,以减少回避行为为目的的分级暴露等。

(5) 提高患者的沟通技巧,并预防 PTSD 复发。

喜欢基于网络的辅助方式,而不愿意以面对面方式进行治疗的患者,可尝试这种方式,但需事先评估患者有无严重的 PTSD 症状,特别是分离症状、自伤自杀的风险。

**证据基础:** 系统检索后共发现基于网络的认知行为疗法相关 Meta 分析 4 篇。最佳 Meta 分析纳入 13 项 RCT,共 808 例成人 PTSD 患者。结果显示,基于网络的认知行为疗法可改善 PTSD 症状(中等确信度)、抑郁症状(低确信度)、焦虑症状(中等确信度),但患者接受率(中等确信度)差异无统计学意义,详细的循证效应尺度指标见数字资源 3-2。

### 6. 眼动脱敏与再加工疗法

**推荐意见:** 建议使用眼动脱敏与再加工疗法治疗成人 PTSD(2B)。

**实践要点:** 眼动脱敏与再加工疗法是让患者想象创伤情境的同时,眼球跟随治疗师手指快速来回移动,调节认知和警觉反应。反复多次,直至产生正性想法与创伤情境联系起来,使警觉反应下降。治疗原理是通过将患者的创伤性记忆与双侧交替刺激联系起来,使记忆认知过程的改变和创伤相关痛苦停止，从而快速消除创伤性记忆引起的情绪反应及身体不适，并建立对自我的积极认知。

眼动脱敏与再加工疗法主要包括8个阶段。

（1）病史采集和治疗计划：除获得完整的病史并进行适当的评估外，治疗师和患者需要共同确定治疗目标。目标包括过去的记忆、当前的触发因素和未来的目标。

（2）设备和场地准备：治疗师向患者解释治疗的方法和程序，并准备练习眼球运动和其他提供双侧刺激的设备。治疗师需要确保患者有足够的资源进行治疗，并引导患者在安全、平静的地方练习。一般治疗师坐在来访者对面，距离以患者合适为宜。要求患者双目平视。治疗师用并拢的食指和中指在患者视线内做有规律的左右、上下、斜上斜下或划圈运动，间距约60cm，频率约每秒运动一次，要求患者始终注视着治疗师的手指，眼球跟随手指左右转动。治疗师与患者间的距离、手指晃动间距及频率可做相应调整，以患者感到舒适为好。

（3）评估：通过识别和评估每个记忆组成部分来激活目标记忆，包括图像、认知、情感和身体感觉。这一阶段患者要选择其想处理的一个特定记忆，并且选定与事件有关的、让患者感觉最痛苦的视觉图像。在治疗期间使用两种措施来评估患者情绪和认知的变化：主观痛苦单位（Subjective Units of Distress，SUD）量表和认知有效性（validity of cognition，VOC）量表，由治疗师与患者一起讨论和评估。前者是指与事件有关的闯入性的表象、印象、思维、情绪、观念、声音、感觉，闪回，对周围事物的麻木、反应迟钝等导致患者心理痛苦的程度，分为0～11级。后者是指事件的发生使患者产生了哪些负性的信念和价值，患者过去的哪些信念、价值发生了负性改变和改变的程度，分为1～7级。根据标准化程序，在治疗过程中会再次使用这两种措施进行评估。

（4）眼动脱敏：在这个阶段，患者专注于自己的记忆，同时进行眼球运动或其他双侧刺激。患者将报告新出现的任何想法。治疗师会使用标准化程序确定每组双侧刺激的重点。

（5）积极的认知融合：这个阶段的主要目的是强化患者的积极认知。

（6）身体扫描训练：这个阶段要求患者在思考事件和积极认知时，观察自己的身体反应，并感受任何残留的躯体感受。如果患者报告任何类型的疼痛，治疗师会使用双侧刺激的方式来进行治疗。

（7）结束：用于结束一个疗程的治疗，治疗师和患者一起评估治疗效果，并帮助患者反思和探索内部体验和情感变化。

（8）重新评估：治疗结束后，在下一次治疗开始前期间，治疗师会评估患者当前的心理状态，治疗效果是否持久，并帮助患者制定巩固和维持计划，以巩固治疗效果和预防复发。

**证据基础：** 系统检索后共发现 22 篇眼动脱敏与再加工疗法的 Meta 分析。最佳 Meta 分析纳入 7 项 RCT，共 396 例成人 PTSD 患者。结果显示，眼动脱敏与再加工疗法可显著改善 PTSD 症状（中等确信度），详细的循证效应尺度指标见数字资源 3-2。

**7. 经典暴露疗法**

纳入暴露疗法（exposure therapy，ET）治疗成人 PTSD 的系统评价和 Meta 分析 25 篇，评价了 5 种暴露疗法，包括经典暴露疗法、叙事暴露疗法（narrative exposure therapy，NET）、延长暴露疗法（prolonged exposure therapy，PET）疗法、虚拟现实暴露疗法和写作暴露疗法（written exposure therapy，WET）。综合考虑干预措施利弊、证据确信度、效应大小等因素后，对 5 种暴露疗法做出推荐，具体推荐意见如下。

**推荐意见：** 建议使用经典暴露疗法治疗成人 PTSD（2C）。

**实践要点：** 经典暴露疗法一般包括以下 3 个方面。

（1）逐级暴露：主要包括逐步将患者暴露在恐惧的来源中。例如，患者如果害怕针头，那么逐级暴露的步骤包括查看针头的图片、在患者周围放置一根覆盖的针头、握住针头等,直到患者能够做到自我最恐惧的事情即进行注射。

(2)系统脱敏:治疗师会采用系统的脱敏方式来帮助患者放松并逐渐适应治疗过程。脱敏的方式可以包括冥想、深呼吸、引导意向和渐进式肌肉放松等放松练习。

(3)最高级暴露:这个方法是将患者一次性暴露第一个方法中设定的最高级的暴露环境中。如果某种恐惧已经影响到患者的日常生活能力,治疗师就可能会使用这种方式。虽然这种方式可以帮助患者更快地克服恐惧,但这种方法可能会给患者带来新的创伤。因此,只有当患者的焦虑显著减轻后,治疗师才会考虑这种方法。

**证据基础:** 系统检索后共发现6篇经典暴露疗法相关Meta分析。最佳Meta分析纳入65项RCT,共4 929例成人PTSD患者。结果显示,经典暴露疗法可显著改善PTSD症状(低确信度),详细的循证效应尺度指标见数字资源3-2。

### 8.叙事暴露疗法

**推荐意见:** 建议使用叙事暴露疗法治疗成人PTSD(2C)。

**实践要点:** 叙事暴露疗法可以单独进行,也可以一个小组为单位,共同提供10次左右的对话。在治疗师的指导下,患者按时间顺序叙述自己的生活经历和创伤经历。这结合了患者创伤的认知、情感和感官记忆网络。通过表达叙述,患者填补了碎片记忆的细节,并得出了一个连贯性故事。此过程的目的是提炼和理解创伤性事件的记忆。治疗师要求患者详细描述其情绪、想法、感官信息和生理反应,患者被要求叙述创伤经历并重温所经历的情绪。治疗结束后,治疗师将会把自己创建的记录自传呈现给患者。叙事暴露疗法赋予了患者反思整个生活的自由,培养个人认同感。阅读自己的传记有助于增加患者对创伤经历的理解。

**证据基础:** 系统检索后共发现8篇叙事暴露疗法相关Meta分析。最佳

Meta 分析纳入 9 项 RCT，共 255 例成人 PTSD 患者。结果显示，叙事暴露疗法可改善 PTSD 症状（低确信度），但患者接受率（低确信度）差异无统计学意义，详细的循证效应尺度指标见数字资源 3-2。

### 9. 延长暴露疗法

**推荐意见：**推荐使用延长暴露疗法治疗成人 PTSD（1C）。

**实践要点：**延长暴露疗法疗程通常 3 个月左右，每周进行一次治疗，总共有 8~15 次课程，每次课程在 1~2 个小时。如果需要，有时会实施额外的疗程。治疗师首先进行讲解治疗并了解患者过去的经历，随后继续进行心理教育。然后，通常会向患者教授呼吸技巧来管理焦虑问题。延长暴露疗法可通过想象暴露和体内暴露两种方式。想象暴露包括让来访者系统地、反复地叙述创伤记忆，专注于事件发生时的想法和感受，目的是在治疗中和每次治疗之间减少恐惧。体内暴露即患者需要面对治疗之外的恐惧刺激。治疗师和患者共同确定一系列可能的刺激与创伤性恐惧相关的情况，并确定一个渐进暴露的方式进行。确定的刺激应征求患者的同意，以便患者在面对恐惧和负面情绪时取得成功。

**证据基础：**系统检索后共发现 5 篇延长暴露疗法的 Meta 分析。最佳 Meta 分析纳入 21 项 RCT，共 1 901 例成人 PTSD 患者。结果显示，延长暴露疗法可显著改善 PTSD 症状（低确信度），详细的循证效应尺度指标见数字资源 3-2。

### 10. 虚拟现实暴露疗法

**推荐意见：**建议使用虚拟现实暴露疗法治疗成人 PTSD（2C）。

**实践要点：**在进行虚拟现实暴露疗法时，患者会沉浸在计算机生成的虚拟环境中，使用头戴式显示设备或进入图像遍布的计算机自动化房间。这些屏幕可以创建一个身临其境的环境，模仿患者的创伤。可增加视觉、声音、气味和振动来重现患者的创伤经历和情绪反应。治疗师可以对这种环境进行编程改变，以帮助患者直接面对在现实生活中可能不安全的恐惧情景或场所。虚拟现实暴露疗法旨在帮助患者在安全和可控的环境中面对导致其恐惧和焦虑的情景。注意虚拟现实暴露疗法会引起头晕或头痛，存在脑损伤的人可能更明显。

**证据基础：**系统检索后共发现4篇虚拟现实暴露疗法的Meta分析。最佳Meta分析纳入2项RCT，共123例成人PTSD患者。结果显示，虚拟现实暴露疗法可改善PTSD症状（低确信度），但患者接受率（低确信度）差异无统计学意义，详细的循证效应尺度指标见数字资源3-2。

### 11. 写作暴露疗法

**推荐意见：**建议使用写作暴露疗法治疗成人PTSD（2C）。

**实践要点：**写作暴露疗法主要包括5节课程，第1节课程时长在1个小时左右，其他4节课程时长约40分钟。在第1节课程中，治疗师需要详细介绍PTSD的定义以及发展情况，以及选择特定的方式反复书写创伤经历会对患者是有益的。在创伤叙述写作过程中，患者会详细描述一个具体的创伤性事件，描述事件中所经历的情绪和思想。治疗师会提前编好写作指导，确保患者能以高度一致的方式接受治疗。随着写作会话的进行，写作指导会逐渐演变，患者会在治疗早期写下对创伤经历的描述，然后在后期的治疗过程中描述这些事件对他们生活的影响。在第2到第5节课程中，患者需写作30分钟，随后治疗师会与患者进行10分钟的交流，了解患者在书写创伤性事件时的体验（但不涉及创伤性事件本身）。在写作暴露过程中，治疗师会帮助患者处理和调节与创伤相关的情绪和认知，提供支持和指导，帮助患者应对恐惧和焦虑，改变不适应的思维模式和行为反应。治疗师与患者一起反思和整合写作暴露过程中的体验和情感变化，探索患者对自己生活历程的新认识和理解，并帮助患者建立更积极和适应性的框架。需要注意的是，写作暴露疗法尚未在18岁以下的人群中进行测试，因此，最好在成年患者中使用。

**证据基础：**系统检索后共发现2篇写作暴露疗法的Meta分析，最佳

Meta 分析纳入 2 项 RCT,共 93 例成人 PTSD 患者。结果显示,写作暴露疗法可改善 PTSD 症状(低确信度),但患者接受率(低确信度)差异无统计学意义,详细的循证效应尺度指标见数字资源 3-2。

### 12. 关注当下疗法

**推荐意见:**建议使用关注当下疗法治疗成人 PTSD(2C)。

**实践要点:**关注当下疗法(present-centered therapy,PCT)主要是关注当前 PTSD 造成的现实问题。治疗前主要是介绍治疗的理论和 PTSD 相关教育;治疗的中间主要关注、讨论、回顾日常生活中遇到的困难,提供解决问题的策略;治疗的最后部分主要是回顾取得的进步以及对未来做出的计划。

**证据基础:**1 篇 Meta 分析纳入了 12 项 RCT,共 1 837 例成人 PTSD 患者。结果显示,PCT 可显著改善 PTSD 症状(低确信度),降低失访率(低确信度),改善抑郁症状(低确信度)和解离症状(低确信度),但在焦虑症状结局上差异无统计学意义,详细的循证效应尺度指标见数字资源 3-2。

### 13. 人际心理治疗

**推荐意见:**基于专家共识,建议使用人际心理治疗(interpersonal psychotherapy,IPT)来治疗成人 PTSD。

**实践要点:**IPT 是高度结构化的治疗方法,整个治疗进程分为三个阶段,即初始阶段、中间阶段和结束阶段。

(1)初始阶段:在初始评估阶段,通常需要 4 次会谈,主要任务是收集信息、进行诊断性评估,并建立症状与人际事件、情境的联系,最终确定人际焦点问题领域。治疗师在这阶段扮演主动引导者角色,进行心理教育,解释治疗机制和框架,帮助患者理解接下来的计划,减少焦虑。通过诊断评估认可患者疾病,关注症状严重性,提供医疗建议,为后续治疗奠定基础。使用问卷等技术帮助患者建立症状与人际事件联系,使其意识到事件与症状的关系,为后续治疗提供基础。最终确定中期治疗问题领域,帮助患者改善人际处境和症状。

（2）中间阶段：通常有 8～10 次会谈，最多不超过 14 次，主要任务是针对人际问题领域展开工作。人际心理治疗区分出的问题领域有四种，对应不同的问题领域分别有着相应的治疗目标和策略。对于哀伤反应，治疗目标是促进患者完成哀伤的过程，帮助重建兴趣和人际关系，以取代失去的旧关系。对于人际缺陷，治疗目标是减少患者的人际隔离，促进新的人际关系的形成和维持。通过提高患者的社交技巧，或者通过加强现存人际关系的质量并鼓励形成新的人际关系，来帮助患者减少人际隔离。对于人际冲突，治疗目标是修正不良的沟通方式，协助促进关系的协调发展或度过关系的结束过程。对于角色转换，治疗目标是协助患者处理旧角色的丧失（包括旧关系和相关情感），更积极地看待新角色，发展新角色所需的技能，获得对新角色的掌控感。

（3）结束阶段：通常是最后的 3～4 次会谈，主要任务是明确治疗即将结束，处理结束带来的情绪，总结治疗的收获，帮助患者认同其自身独立处理问题的能力，对未来可能遇到的问题进行预案讨论，鼓励识别症状复发的早期征兆并正确对待。在此阶段，了解患者对治疗结束的情绪反应，正常化可能出现的焦虑、沮丧和其他症状的暂时加重是必要的。

**证据基础**：3 项 RCT 评估了 IPT 对 PTSD 的疗效，共 102 例成人 PTSD 患者。研究结果显示，针对成人 PTSD 患者，在接受 IPT 治疗 6 个月后，与常规治疗组相比，重性抑郁障碍的诊断率与 PTSD 症状的严重程度均明显降低；针对成人 PTSD 患者，与舍曲林组相比，接受 IPT 治疗的患者退出率较低；与接受 IPT 治疗之前相比，共病 PTSD 和分离焦虑障碍的患者在接受 IPT 治疗后，分离焦虑障碍严重程度和抑郁严重程度得到了显著改善。

**14. 心理健康教育**

心理健康教育可提供有关诊断、症状、药物、药物副作用、治疗方案、压力的反应，以及预示复发的前驱症状的信息。心理健康教育可以通过各种不同的模式进行，包括小组或个人课程（小组可以持续大约 6～18 节课）、有护理人员参与的二元伙伴关系、远程医疗或电话会议、电子邮件或电话等。心理健康教育可为患者提供资源（如书面信息甚至视频教育）以提高患者的应对能力。

为了最大限度地提高心理健康教育干预的有效性，实施者应做到以下几点：①为来访者提供有关其疾病信息的询问；②定制内容，使来访者清楚地了解信息；③通过讲义、文章、视频和结构化的小组讨论来增强教学演示；④避免在单个会话中为来访者提供过多的信息；⑤向来访者展示信息如何与他们的目标相关。因此，单独的心理健康教育并不是控制疾病和实现预期结果的干预措施，可以将心理健康教育与自我管理策略相结合，可能会实现更为理想的效果。

1 篇 Meta 分析纳入了 8 项 RCT，共 719 例 PTSD 患者。结果显示，心理健康教育在减轻 PTSD 症状（中等确信度）方面没有差异（详细的循证效应尺度指标见数字资源 3-2）。另 1 篇定性系统评价纳入了 10 项 RCT，其中 9 项 RCT，共 1 209 例患者，结果显示接受心理健康教育的患者的 PTSD 症状得到改善；1 项 RCT，共 99 例患者，结果显示接受过心理健康教育的患者对再次进行心理健康教育的接受度更高，且对 PTSD 症状的认知和自我认知程度较好；5 项 RCT，共 597 例患者，结果显示大部分患者都认为心理教育的干预措施有效。

心理健康教育也是心理治疗重要的一环，建议使用心理健康教育治疗成人 PTSD，但不建议单独使用。

### 15. 心理动力疗法

心理动力疗法使用精神分析理论和实践，通过提高对内心世界及其对当前和过去关系影响的认识，帮助个人理解和解决他们的问题。步骤包括建立信任关系、了解患者过往经历、探索患者的情绪和思维、处理创伤性事件、学习应对技巧、培养积极信念、巩固疗效等。*Australian Guidelines for the Prevention and Treatment of Acute Stress Disorder, Posttraumatic Stress*

*Disorder, and Complex Posttraumatic Stress Disorder*（《澳大利亚 ASD、PTSD 和复合性 PTSD 防治指南》）提出，对于 PTSD 成人患者，没有足够的证据推荐心理动力疗法。1 项纳入了 52 例成人 PTSD 患者的 RCT，评估了个体心理动力疗法的效果。结果显示，个体心理动力学疗法可改善患者的焦虑症状、侵入及回避症状评分，同时，患者自我报告感觉到痛苦明显减轻，自尊心增强。整体而言，个体和团体心理动力疗法治疗成人 PTSD 的现有证据都不足，暂时不推荐。

数字资源 3-2
成人 PTSD 心理
治疗的证据基础

## （二）儿童青少年 PTSD 患者的心理治疗

### 1．个体聚焦创伤的认知行为疗法

**推荐意见：**建议使用个体聚焦创伤的认知行为疗法（individual TF-CBT）治疗儿童青少年 PTSD（2C）。

**实践要点：**参见成人 PTSD 患者心理治疗部分。

**证据基础：**系统检索后发现个体 TF-CBT 相关 Meta 分析 1 篇。最佳 Meta 分析纳入 7 项 RCT，共 473 例儿童青少年 PTSD 患者。结果显示，个体 TF-CBT 可改善 PTSD 症状（低确信度）、抑郁症状（低确信度）、焦虑症状（低确信度），但患者接受率（低确信度）差异无统计学意义，详细的循证效应尺度指标见数字资源 3-3。

### 2．团体聚焦创伤的认知行为疗法

**推荐意见：**建议使用团体聚焦创伤的团体认知行为疗法（团体 TF-CBT）治疗儿童青少年 PTSD（2C）。

**实践要点：**团体聚焦创伤的认知行为疗法一般包含以下步骤：①建立安全环境，确保小组成员感到安全和被尊重，以便他们能够在治疗中分享自己的经历；②向小组成员提供关于 PTSD 的教育，并帮助他们重新评估与创伤相关的歪曲认知和信念；③小组成员学习如何去识别和管理自己的负性情绪，如何运用情绪调节技能来应对 PTSD 的症状；④引导小组成员逐渐面对与创伤相关的恐惧和焦虑事件，以逐渐减少对这些事件刺激的恐惧和回避；⑤小组成员学习如何建立良好的人际关系，如何处理与创伤相关的信任和亲密度问题；⑥促进复原：治疗师鼓励小组成员制定目标，并提供技能和支持，以帮助他们重建新生活并实现复原。

团体 TF-CBT 治疗时长通常为 12～16 周，一般一个小组应包含 6～8 名儿童或青少年。治疗师应当具有相应的团体管理技能和经验，并根据小组成员的需求和进展来调整治疗计划。

**证据基础：**系统检索后发现团体 TF-CBT 相关 Meta 分析 2 篇。最佳 Meta 分析纳入 7 项 RCT，共 1 038 例儿童青少年 PTSD 患者。结果显示，团体 TF-CBT 可改善 PTSD 症状（低确信度）、抑郁症状（中等确信度），然而在改善焦虑症状（中等确信度）、患者接受率（中等确信度）方面差异无统计学意义，详细的循证效应尺度指标见数字资源 3-3。

### 3. 个体非聚焦创伤的认知行为疗法

**推荐意见：**建议使用**个体非聚焦创伤的认知行为疗法**治疗儿童青少年 PTSD（2C）。

**实践要点：**个体非 TF-CBT 通常为短期治疗（大约 5～20 次），患者可以和治疗师讨论需要多少次课程。

个体非 TF-CBT 主要包括以下步骤：①确定生活中令人不安的情形或状况，包括躯体状况、父母离婚、悲伤、愤怒或心理障碍等问题。患者和治疗师需要花费时间来决定治疗所关注的问题和想达成的目标。②了解患者对这些问题的想法、情感和信念，在确定关注的问题后，治疗师应当鼓励患者叙述对这些问题的想法，包括自己的经历（自我对话）以及对自己、他人和某些事件的感受。③识别消极或不合理的想法，帮助患者识别可能导致所关注问题的思维方式和行为方式，治疗师会要求患者注意在不同情景下的身体、情绪和行为反应，鼓励患者对自己发问，询问自己对情景的看法是基于事实还是基于对已发生事件的不合理感知。

**证据基础：**系统检索后发现个体非 TF-CBT 相关 Meta 分析 7 篇。最佳 Meta 分析纳入 1 项 RCT，共 33 例儿童青少年 PTSD 患者。结果显示，个体非 TF-CBT 可改善 PTSD 症状（低确信度）、抑郁症状（低确信度），但患者接受率（低确信度）差异无统计学意义，详细的循证效应尺度指标见数字资源 3-3。

### 4. 认知疗法

**推荐意见：**建议使用认知疗法（cognitive therapy，CT）治疗儿童青少年 PTSD（2C）。

**实践要点：**参见成人 PTSD 心理治疗部分。

**证据基础：**系统检索后发现认知疗法相关 Meta 分析 1 篇。最佳 Meta 分析纳入 1 项 RCT，共 29 例儿童青少年 PTSD 患者。结果显示，认知疗法可改善 PTSD 症状（低确信度）、焦虑症状（低确信度），但在改善抑郁症状（低确信度）、患者接受率（低确信度）方面差异无统计学意义，详细的循证效应尺度指标见数字资源 3-3。

### 5. 认知加工疗法

**推荐意见：**建议使用认知加工疗法（cognitive processing therapy，CPT）治疗儿童青少年 PTSD（2C）。

**实践要点：**参见成人 PTSD 心理治疗部分。

**证据基础：**系统检索后发现认知加工疗法相关 Meta 分析 1 篇。最佳 Meta 分析纳入 2 项 RCT，共 67 例儿童青少年 PTSD 患者。结果显示，认知加工疗法可改善 PTSD 症状（低确信度）、抑郁症状（低确信度），详细的循证效应尺度指标见数字资源 3-3。

### 6. 眼动脱敏与再加工疗法

**推荐意见：**建议使用眼动脱敏与再加工疗法（EMDR）治疗儿童青少年 PTSD（2C）。

**实践要点：**参见成人 PTSD 心理治疗部分。

**证据基础：**系统检索后发现眼动脱敏与再加工疗法相关 Meta 分析 8

篇。最佳 Meta 分析纳入 4 项 RCT,共 150 例儿童青少年 PTSD 患者。结果显示,眼动脱敏与再加工疗法可改善 PTSD 症状(低确信度),在改善抑郁症状(低确信度)、焦虑症状(低确信度)和患者接受率(低确信度)方面差异无统计学意义,详细的循证效应尺度指标见数字资源 3-3。

**7. 支持疗法**

**推荐意见:**建议使用支持疗法治疗儿童青少年 PTSD(2C)。

**实践要点:**支持疗法(supportive therapy,ST)又称支持治疗、支持性心理疗法、一般性心理治疗,是一种以"支持"为主的心理治疗方法,不用分析患者的潜意识想法,而主要是支持和帮助患者去适应目前所面对的现实情况。实施支持疗法主要有以下具体步骤。

(1)倾听:治疗师在任何情况下都要善于倾听患者的诉说。这不仅是了解患者情况,也是建立良好医患关系的需要。治疗师要专心倾听患者诉说,让患者觉得治疗师郑重其事地关心她的疾苦,以便消除顾虑,增进信任感,从而树立起勇气和信心。此外,患者尽情倾吐,会感到轻松些。

(2)解释:在建立起信任关系,治疗师对患者问题的来龙去脉及其内容、患者所具备的潜能和条件都充分了解后,可向患者提出真诚的解释和劝告。治疗师要用通俗易懂的语言,把解释和劝告多讲几遍,以便患者仔细领悟。

(3)建议:治疗师在患者心目中一旦建立起权威性,提出的建议是强有力的。但治疗师不能包办代替患者的决定。治疗师在于帮助患者分析问题,让患者了解问题的症结;治疗师提出意见和劝告,让患者自己找出解决问题的办法,并鼓励患者实施。治疗师提出的建议要谨慎,要有限度和余地,否则,如果患者按建议尝试失败了,不仅对自己失去信心,而且对治疗师也失去信心。

(4)保证:患者在焦虑、苦恼时,尤其是处于危机时,给予保证是很有益的。治疗师在做出保证前,一定要有足够的根据和把握,使患者深信不疑。

这种信任感是取得疗效的重要保证。如患者问及疾病的预后,治疗师有把握的话,应尽量向好的方向回答,同时附上几条希望,指导患者从哪些方面去努力,才能实现其愿望。

(5)调整关系:治疗师多次为患者提供支持后,患者容易对其产生依赖。这时,需调整医患之间的关系,引导患者要信赖组织、亲人,相信自己。

**证据基础:**系统检索后发现支持疗法相关 Meta 分析 4 篇。最佳 Meta 分析纳入 1 项 RCT,共 136 例儿童青少年 PTSD 患者。结果显示,支持疗法可改善 PTSD 症状(低确信度),患者接受率相对较高(低确信度),然而在改善焦虑症状(低确信度)方面差异无统计学意义,详细的循证效应尺度指标见数字资源 3-3。

### 8. 宠物辅助干预

**推荐意见:**建议使用宠物辅助干预治疗儿童青少年 PTSD(2C)。

**实践要点:**宠物辅助干预(animal-assisted interventions,AAI)是指通过饲养动物的方式进行的心理治疗方法。在选择适合儿童和青少年的宠物时,通常选择性情温和、易于亲近的动物,例如狗、猫等,需要确保宠物经过训练,能够安全地与患者互动。在治疗过程中,患者与宠物进行互动,例如抚摸、喂食、玩耍等,以建立亲密的关系。这有助于患者减轻焦虑、增加安全感,并促进情感表达。同时,需要专业治疗师或指导员进行监督和指导,确保患者与宠物的互动安全和有益,并提供支持和指导,帮助患者处理情绪和应对挑战。治疗师逐步引导患者与宠物建立更深入的互动,例如参与宠物的日常护理、训练或活动,这有助于患者逐渐克服对创伤的恐惧和焦虑。

需要注意的是,在进行宠物辅助干预治疗前,需要确保治疗师或指导员具有相关的宠物辅助干预治疗培训和经验,能够有效地指导和监督治疗过程;确保宠物经过训练,对患者和治疗团队都是安全的;还应对患者的过敏或恐惧反应进行评估,并采取相应的预防措施。

**证据基础:**系统检索后发现宠物辅助干预相关 Meta 分析 1 篇。最佳

Meta 分析纳入 1 项 RCT,共 32 例儿童青少年 PTSD 患者。结果显示,宠物辅助干预可改善 PTSD 症状(低确信度),但在改善抑郁症状(低确信度)方面差异无统计学意义,详细的循证效应尺度指标见数字资源 3-3。

**9. 沙盘疗法**

**推荐意见:**基于专家共识,建议使用沙盘疗法治疗儿童 PTSD 的治疗。

**证据基础:**系统检索后发现病例报告 1 项和非随机对照试验 1 项,共 71 例儿童 PTSD 患者。结果显示沙盘疗法能够显著改善 PTSD 症状、侵入和回避症状、认知与负性情绪改变、唤醒和反应改变以及社会功能恢复。

**10. 暴露疗法** 系统检索后发现暴露疗法相关 Meta 分析 1 篇。最佳 Meta 分析纳入 6 项 RCT,共 278 例儿童青少年 PTSD 患者。结果显示,暴露疗法可改善 PTSD 症状(低确信度)、抑郁症状(低确信度),但在改善生活质量 / 社会功能(低确信度)和患者接受率(低确信度)方面差异无统计学意义,详细的循证效应尺度指标见数字资源 3-3。鉴于证据的低确信度及该群体的特殊性,暴露疗法治疗儿童青少年 PTSD 不一定推荐。

数字资源 3-3
儿童青少年
PTSD 心理治
疗的证据基础

**(三)其他特殊人群 PTSD 患者的心理治疗**

**1. 妊娠期 PTSD 患者的心理治疗**

**推荐意见:**基于专家共识,建议使用心理干预对妊娠期 PTSD 患者的治疗。

**证据基础:**1 篇定性系统评价纳入了 13 项研究,共 206 例 PTSD 产妇,CERQual 证据分级为中等确信度,涉及 8 种干预措施(聚焦创伤的认知行为疗法、暴露疗法、EMDR 疗法、人际心理治疗、探索性疗法、自我催眠和放松疗法、幸存者妈妈伴侣和寻求安全干预)。结果显示,10 项研究均证明心理干预可以改善产妇的 PTSD 症状。

**2. 癌症相关 PTSD 患者的心理治疗**

**推荐意见:**基于专家共识,建议使用心理干预对癌症相关 PTSD 患者进行治疗。

**证据基础：** 1篇定性系统评价纳入了8项研究，包括5项RCT和3项病例研究，共506例伴癌症的PTSD患者，CERQual证据分级为低确信度。结果显示，心理干预（眼动脱敏与再加工疗法和认知行为疗法）能够缓解癌症患者的PTSD症状，可降低PTSD患者的创伤量表评分。

（张　丽　吴文建　葛　龙）

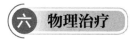

## （六）物理治疗

PTSD的物理治疗包括重复经颅磁刺激（repetitive transcranial magnetic stimulation，rTMS）、深部经颅磁刺激（deep transcranial magnetic stimulation，dTMS）、深部脑刺激（deep brain stimulation，DBS）、电休克疗法（electroconvulsive therapy，ECT）、基于脑电图的神经生物反馈等。

### 1. 重复经颅磁刺激

**推荐意见：** 建议使用重复经颅磁刺激治疗成人PTSD（2C）。

**实践要点：** 重复经颅磁刺激（rTMS）是一种安全、无创的神经调节技术，通过给予特定顺序和频率的脉冲可改变神经元的电活动，是一种非侵入性和对目标脑区的精确刺激，被认为是治疗某些神经精神障碍的一种合适的可替代疗法。研究表明使用不同的刺激频率（高频率，>10Hz；低频，≤1Hz）可导致皮质兴奋性增高或降低。目前认为rTMS治疗有效的目标脑区主要集中在前额叶皮质（prefrontal cortex，PFC），但不同的研究中选取的rTMS刺激部位（如背外侧前额叶皮质、背内侧前额叶皮质）和刺激参数差异也很大。

**证据基础：** 3篇Meta分析评价了rTMS对成人PTSD的疗效，最佳Meta分析纳入13项RCT，共455例成人PTSD患者。结果显示，与rTMS伪刺激相比，rTMS可显著改善PTSD症状（低确信度），详细的循证效应尺度指标见数字资源3-4。

### 2. 深部经颅磁刺激

**推荐意见：**基于专家共识，建议深部经颅磁刺激（dTMS）用于成人PTSD的治疗。

**实践要点：**深部经颅磁刺激是在rTMS基础上发展起来的一种新兴的非侵入性神经调控技术，采用H线圈系统，具有更深更广泛的刺激范围，对表层和皮质损伤小且刺激衰减缓慢，在特定区域可诱导持久性的刺激反应。治疗时嘱患者舒适、安静地坐位，将H线圈佩戴于患者头部，固定线圈，设置治疗参数，线圈与一个磁场发生器相连，输出磁场。每2秒的输出由几个节律序列组成，间隔时间为27、25、23、21和19毫秒，形成30～40Hz的间歇性伽玛刺激。该刺激由6个脉冲组成，宽度为130毫秒，频率为1 000Hz。每一次的输出存在8秒的间隔时间。

**证据基础：**2项RCT共155例PTSD成人患者评估了dTMS联合简易暴露疗法的治疗效果，结果显示dTMS联合简易暴露疗法能够显著改善PTSD症状和抑郁症状量表评分，治疗效果高于dTMS伪刺激联合简易暴露疗法。

### 3. 深部脑刺激

**推荐意见：**基于专家共识，建议使用深部脑刺激（DBS）治疗成人PTSD。

**实践要点：**DBS是一种侵入性神经调节技术，包括在脑深部靶区放置电极，然后通过传递电刺激来调节神经活动。DBS术前需进行系统评估，包括适应证、禁忌证、靶点选择等。DBS手术包括颅内电极植入和神经刺激器植入两大部分。其中，颅内电极精准植入到预定神经核团是DBS成功的关键。颅内电极植入手术建议在立体定向仪器设备下进行。术中靶点的确认及电极植入深度的确定可以根据单通道或多通道微电极记录（microelectrode recording，MER）结果、或术中临时电刺激疗效阈值和不良反应阈值测试进行综合分析，也可以应用术中CT、C臂机、O-arm或MRI扫描结果进行判断。神经刺激器植入手术一般在全身麻醉下进行,制备皮下囊袋及隧道,最终植入神经刺激器,通过延伸导线与电极连接并固定,确认各部分连接无误、阻抗在正常范围内。在术后2～4周,患者的微毁损效应、脑水肿消退,一般情况良好即可开机,并进行长期调控。开机前可复查MRI或CT薄层扫描以明确电极的位置。

**证据基础:** 2项病例报告和1项Ⅰ期临床试验共6例PTSD成人患者评估DBS效果,结果显示DBS能够显著改善PTSD症状、焦虑/抑郁,提高生活质量及功能状态。

### 4.电休克疗法

**推荐意见:** 针对PTSD合并抑郁症状,且有强烈自杀风险的成人,建议使用电休克疗法(ECT)治疗(2C)。

**实践要点:** 电休克疗法又称电休克治疗,指用一定的电流通过大脑,引发意识丧失和痉挛发作,从而达到治疗目的。目前多推广改良无抽搐电休克治疗(MECT)。治疗前需要全面评估患者病史,评估患者的适应证、禁忌证,签署知情同意书。操作前进行仪器准备(电休克治疗仪、麻醉机、供氧系统、面罩、吸引器、除颤仪、心电监护仪、抢救车、喉镜、气管导管、注射器、电极片等)、药品准备(丙泊酚、依托咪酯、琥珀胆碱、利多卡因、咪唑安定、山莨菪碱、阿托品、肾上腺素、生理盐水、多巴胺等)、人员准备(相关科室医生及护士)。治疗前15～30分钟皮下注射阿托品0.5～1mg,以防止迷走神经兴奋。将涂有导电胶的MECT治疗电极紧贴患者双侧颞部(因双侧抽搐效果较好),接通电源后根据能量百分比设置治疗量,测试电阻。静脉注射丙泊酚(1～2mg/kg)至患者意识消失,瞬目反射消失后给予琥珀胆碱(0.5～1.25mg/kg),置入口腔保护器(纱布卷或牙垫),注射约1分钟可见患者眼面、口角及全身肌肉抽搐后肌肉松弛,自主呼吸停止,此时为刺激最佳时机;精神科医师获得麻醉医师同意后按治疗键,电量选择一般在80～120mA,通电2～3秒。发作停止后继续辅助通气直至患者恢复自主呼吸;

专人护理观察至少 30 分钟,防止跌倒,待患者生命体征平稳后离开治疗室。同时做好麻醉、治疗等记录。

**证据基础:** 1 篇定性系统评价纳入了 7 项研究,包括 2 项前后对照研究、1 项病例对照研究、4 项病例报告,共 3 536 例成人 PTSD 患者,CERQual 证据分级为低确信度。结果显示,电休克疗法能显著改善 PTSD 症状、抑郁、自杀风险,以及全因死亡率、心血管疾病死亡率,详细的循证效应尺度指标见数字资源 3-4。

**5. 基于脑电图的神经生物反馈**

**推荐意见:** 建议使用基于脑电图的神经生物反馈治疗成人 PTSD(2C)。

**实践要点:** 基于脑电图的神经生物反馈是应用操作性条件反射的原理,以脑电生物反馈仪为手段,通过训练,选择性强化或抑制某一频段的脑电波来达到预期目的。在开始治疗之前,给受试者强调积极主动的参与对产生良好训练效果的重要性。

(1)受试者保持睁眼静息状态,观察原始波形 3 分钟,记录脑电情况,存储脑电数据,这一步骤记为 B1。

(2)受试者保持闭眼静息状态,观察功率谱 2 分钟,记录脑电情况(如 alpha 波等特征脑电的状态,并确定 IAF 值),存储脑电数据,这一步骤记为 B2。

(3)Alpha 训练 10 分钟。在反馈模式设置界面输入步骤 2 所记录的 IAF 值。开始训练时根据上一次训练结果设定初始阈值,然后指导(播放指导语)受试者练习腹式呼吸,受试者无需持续注视反馈界面,只需间断性地了解训练成果(如得分、界面展开情况)。当分数每增加到预定值时,阈值线按预定尺度自动上调,同时分数自动清零并重新开始计数。整个过程需记录阈值和相关参数的调整情况,存储脑电数据,这一步骤记为 ATr。

(4)SMR/Theta 训练 10~20 分钟。在反馈模式设置界面输入步骤 2 所记录的 IAF 值。开始训练时根据上一次训练成果设定初始阈值。实验中受试者需持续注视反馈界面的某个焦点（如比值柱的起伏或兔子的前进），并适当关注训练成果（如得分、兔子是否通过障碍物），若受试者因保持注意力集中而产生疲劳，可根据自身身体情况向研究人员提出暂停，适当休息后恢复继续训练。当分数每增加到预定值时，阈值线按预定尺度自动上调，同时分数自动清零并重新开始计数。若受试者在训练进行了 10 分钟后，使阈值调整到比上次训练最终阈值高 20% 以上，即可提前结束此步骤（最长训练时间为 20 分钟）。整个过程需记录阈值和相关参数的调整情况，存储脑电数据，这一步骤记为 STr。

（5）受试者保持闭眼静息状态，观察功率谱 2 分钟，记录脑电情况（如alpha 波等特征脑电的状态），存储脑电数据，这一步骤记为 B3。

（6）受试者保持睁眼静息状态，观察原始波形 3 分钟，记录脑电情况，存储脑电数据，这一步骤记为 B4。

（7）每名受试者每周完成 2～3 次训练，每两次训练建议至少间隔一天。以 10 次训练为一个疗程。若受试者在一个疗程中已经训练 8 次及以上，需要中断训练 2 周或以上时，视为一个疗程的结束。

**证据基础：**1 篇 Meta 分析纳入了 4 项 RCT，共 123 例成人 PTSD 患者。结果显示，与等候名单组相比，基于脑电图的神经生物反馈可显著改善 PTSD 症状（低确信度）、威斯康星卡片分类测验（Wisconsin Card Sorting Test，WCST）表现（低确信度）和伦敦塔检测（Tower of London，TOL）表现（低确信度）、降低复发率（低确信度）和减少药物使用（低确信度）；与常规治疗相比，基于脑电图的神经生物反馈可显著改善 PTSD 症状（低确信度）和降低自残风险（低确信度）。因此，基于脑电图的神经生物反馈可推荐用于成人 PTSD 的治疗，详细的循证效应尺度指标见数字资源 3-4。

**数字 3-4 成人 PTSD 物理治疗的证据基础**

（王 振 葛 龙）

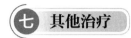

## 七　其他治疗

目前最常用的补充替代疗法包括针刺疗法、运动疗法、数字疗法等。这类治疗的特点是副作用少，患者易于接受。

### 1．针刺疗法

**推荐意见：** 建议使用针刺治疗成人 PTSD（2C）。

**实践要点：** 应根据 PTSD 证候选用不同头针穴线治疗。

**证据基础：** 1 篇 Meta 分析纳入了 7 项 RCT，共 709 例成人 PTSD 患者。结果显示，与伪刺激和常规治疗相比，针刺可显著改善 PTSD 症状（低确信度）和功能状态（低确信度），但在改善抑郁、焦虑、睡眠质量上差异无统计学意义，详细的循证效应尺度指标见数字资源 3-5。

### 2．太极治疗

**推荐意见：** 基于专家共识，建议使用太极治疗成人 PTSD。

**实践要点：** 适当太极对 PTSD 的治疗有益，每周进行包括热身、自我按摩、太极原理回顾、太极动作、呼吸技巧和放松的 60～90 分钟的太极课程，连续 4 周。

**证据基础：** 1 篇定性系统评价纳入了 6 项研究，CERQual 证据分级为中等确信度，其中 1 项前后混合研究和 3 项描述性研究涉及太极，共 43 例成人 PTSD 患者，结果显示太极可以改善 PTSD 症状，改善情绪和睡眠、慢性疼痛、压力和焦虑。

### 3．体育锻炼

**推荐意见：** 建议使用体育锻炼治疗成人 PTSD（2B）。

**实践要点：** 锻炼可能作为一种独立或辅助行为治疗来改善整体健康状况。团体环境中低强度体育锻炼（有氧、肌肉强化、柔韧性、平衡训练练习、治疗方式包括自由重量、电缆和运动带、跑步机和固定自行车等)对 PTSD 的治疗有利,在有监督的条件下,每周进行混合有氧运动和力量训练 60 分钟,连续 12 周。

**证据基础:** 纳入运动疗法治疗成人 PTSD 的系统评价和 Meta 分析 17 篇,其中 10 篇评价体育锻炼的效果,最佳 Meta 分析纳入 11 项 RCT,共 643 例成人 PTSD 患者。结果显示,运动疗法可显著改善 PTSD 症状(中等确信度)、抑郁症状(中等确信度)、睡眠(中等确信度)、药物滥用(低确信度)和生活质量(低确信度),但在焦虑、解离症方面差异无统计学意义,详细的循证效应尺度指标见数字资源 3-5。

**4. 瑜伽疗法**

**推荐意见:** 建议使用瑜伽治疗成人 PTSD(2C)。

**实践要点:** 瑜伽课程包含的慢节奏呼吸和其他调息呼吸技术,通过呼吸模式的变化调节自主神经系统,可以改善压力反应系统的平衡和弹性。基于瑜伽的减压计划,包括三轮循环呼吸(吸气和呼气之间没有停顿),每轮使用三种不同的呼吸频率,第一个是慢节奏,每分钟呼吸 10 次,然后是中速循环,每分钟 15～20 次,最后是快节奏的每分钟 60 次,每周进行一次 150～180 分钟的瑜伽锻炼有利于 PTSD 的治疗。

**证据基础:** 6 篇 Meta 分析评价了瑜伽对成人 PTSD 的疗效。最佳 Meta 分析纳入 5 项 RCT,共 162 例成人 PTSD 患者。结果显示,与常规治疗相比,瑜伽可显著改善 PTSD 症状(低确信度),详细的循证效应尺度指标见数字资源 3-5。

**5. 正念疗法**

**推荐意见:** 建议使用正念治疗成人 PTSD(2B)。

**实践要点:** 正念是有意识的觉察,只专注于当下,以一种不批判的态度接受自己身心的反应。目前已被广泛应用。每周 60～150 分钟,持续 8～16 周的正念在改善 PTSD 症状较有效。

**证据基础：**1 项 Meta 分析纳入了 8 项 RCT，共 432 例成人 PTSD 患者。结果显示，正念疗法可显著改善 PTSD 症状（中等确信度），详细的循证效应尺度指标见数字资源 3-5。

**6. 智能手机应用程序等数字疗法**

**推荐意见：**建议使用智能手机应用程序辅助成人 PTSD 的治疗（2B）。

**实践要点：**智能手机应用程序允许个人按照自己的节奏、单独和保密地进行特定的治疗，会带来更大的接受度和依从性，改善抑郁和焦虑症状；多个环境使用互联网和教学应用程序能改善 PTSD 症状。患者通过互联网自行选择他们希望访问的内容，网站包括数个会话模块。患者可以访问他们选择的任意模块，完成初次访问后鼓励返回原站点，跟踪学习进展并接受额外的教育。

**证据基础：**纳入明确数字疗法治疗成人 PTSD 的系统评价和 Meta 分析 5 篇，最佳 Meta 分析纳入 5 项 RCT，共 822 例成人 PTSD 患者。结果显示，辅助使用智能手机应用程序可改善 PTSD 症状，详细的循证效应尺度指标见数字资源 3-5。

数字 3-5　成人 PTSD 其他治疗的证据基础

（王　振　葛　龙）

## 八 治疗的安全与监测

在治疗的过程中，我们需要对 PTSD 患者进行全面的定期评估，包括定期精神检查，以及评估患者安全的风险性、症状严重程度、治疗效应、有无不良反应、患者对治疗的依从性、导致患者发病的应激源或者相关应激因素是否持续存在、应对方式、人格特征、家庭和社会支持系统，等等。此外，医师需要在评估的基础上针对性地制定个体化的治疗方案。

在对 PTSD 患者进行安全性和治疗效应评估时，需要确定有无消极语言或冲动行为。在评估不良反应时要求对不良事件进行记录，并明确严重不良事件的报告流程及处理预案。

（王 振）

# 第四章

特定人群创伤后应激障碍的处理

第四章

# 特定人群创伤后应激障碍的处理

 **一 儿童青少年创伤后应激障碍的处理**

### （一）儿童青少年PTSD的特点与识别

处于儿童青少年期的个体心理生理发育相对不成熟以及经历创伤性事件的特殊性，如儿童青少年难以用言语清晰地表达内心感受及创伤记忆、被虐待等，其PTSD症状难以识别，尤其是6岁以下儿童，不会直接表达PTSD的症状。一般通过详细询问父母或照料者有助于对PTSD的症状识别，因此，监护人的日常观察非常重要。

在症状学方面，儿童青少年与成人不同，例如再体验症状可表现反复玩与创伤有关的游戏、噩梦、绘画或在游戏中重演与创伤有关的情景，当面临创伤有关的情境时极度紧张；回避症状常表现为不能回忆创伤的重要部分以及麻木，否认或谈论创伤性事件（尤其较小的儿童），情感迟钝，精神萎靡，对日常活动兴趣下降，学龄前儿童不愿离开父母、害怕陌生人、行为退化；学龄期儿童不愿上学、社会退缩、成绩下降；青少年出现自伤自杀行为、分离症状等；高警觉症状在儿童可表现活动过度，异常活跃，情绪不稳定，注意力不能集中，以及躯体不适。年龄越小的儿童症状阈值越低，更容易出现攻击性和破坏性行为，尤其是5岁以下的儿童，症状表现与成人差异较大，主要表现为攻击性行为、恐惧新事物等。

应该注意，儿童青少年极易受到父母的影响，他们对父母的反应很敏感，包括对事件本身以及事后对事件的谈论。儿童青少年经常表示，他们不会和父母谈论创伤性事件及其内心反应，他们不想让父母再难过了。这可能是父母经常低估儿童应激反应的原因之一。同时，儿童青少年会很在意成人对创伤性事件的反应与态度。所以，作为儿童青少年的保护者，成人需要及时了解自我的反应并及时处理，从而能更好地帮助孩子。有时，父母可能会因为自己身心受到重创、忙于家庭事务而减少与儿童青少年在一起的时间，忽略对儿童青少年的关心与支持；或因为自己的焦虑情绪而过度担心儿童青少年的安全，如过度保护或过多限制儿童青少年的活动，从而牺牲了儿童青少年与同伴在一起的时间与活动，不利于儿童青少年的心理康复。如果儿童青少年在经历创伤性事件后在急诊科救治，急诊科医护人员需要告诉父母或监护人，其有发生 PTSD 的可能性，并简要讲述 PTSD 的症状，如睡眠障碍、梦魇、注意力难以集中、易激惹等，如果这些表现持续 1 个月以上，需寻求专业人员的帮助。

### （二）儿童青少年 PTSD 的药物治疗

目前无论是随机对照试验、开放性标签研究还是病例对照研究，儿童青少年 PTSD 的药物治疗均缺乏有力的依据，鲜有药物获得批准治疗儿童PTSD。英国皇家儿科与儿童健康学院声明："当没有其他可替代的办法时，才有必要使用被批准的或未经批准的药物用于儿科临床。并且这些使用方法必须在德高望重有责任心的专家指导下进行"，对儿童青少年 PTSD 患者药物不主张作为一线治疗方案。少量研究证据表明，可使用舍曲林、氟西汀、西酞普兰、喹硫平和丙戊酸钠治疗儿童青少年的 PTSD 症状，具体详见前文第三章中"儿童青少年 PTSD 患者的药物治疗"部分的内容。

### （三）儿童青少年 PTSD 的心理治疗

儿童青少年 PTSD 的任何一种心理治疗方法，都需注意适应儿童青少年各年龄阶段的治疗，如临床医师常常使用游戏、绘画的方式来帮助较小儿童度过创伤期。循证医学的证据不支持对任何年龄阶段的儿童进行单独的心理晤谈。因此，为儿童青少年做心理治疗决策时，必须告诉患者及其父母。如果是单一创伤性事件所引起的慢性 PTSD，以创伤为核心的心理治疗通常设置为8～12次。在治疗过程中讨论该创伤性事件,则每次治疗的时间应相应延长(如90分钟)。治疗需要有规律的连续性,通常每周1次,由固定的治疗师来实施。具体详见前文第三章中"儿童青少年PTSD患者的心理治疗"部分的内容。

(马小红)

 **老年创伤后应激障碍的处理**

### (一)老年PTSD的特点

老年人群的视力和听力功能减退,身体运动反应的灵敏性和速度下降,同时罹患慢性病较多。老年PTSD患者与年轻患者相比,闯入性症状不明显,而警觉性增高症状十分突出,同时伴有睡眠紊乱和日常活动的兴趣减退。另外,老年PTSD患者发生心绞痛、心律失常、高血压、功能性消化不良等躯体症状较多,罹患痴呆的风险也会增加。

### (二)老年PTSD的药物治疗

双盲对照研究表明SSRI可以显著缓解PTSD的症状。在老年患者中使用这类药物应从小剂量开始:以舍曲林为例,初始剂量为12.5mg/d,在2～4周内加至50mg/d。老年患者使用SNRI类药物,如文拉法辛起始剂量应在37.5mg/d,1周后加到75mg/d。近来有研究证实米氮平作为增效剂,可增加老年PTSD患者对舍曲林的耐受性。有限的研究提示5-HT$_2$拮抗剂萘法唑酮对伴焦虑抑郁的PTSD老年患者有效,使用时要特别注意肝脏的毒性作用。苯二氮䓬类药物可能会影响快速眼动睡眠,导致PTSD的某些症状如闪回固化,同时增加噩梦。老年患者如果确有需要,如急性焦虑发作需要尽快控制,可以短期内使用中效半衰期的药物如劳拉西泮或奥沙西泮。

(马小红)

**女性创伤后应激障碍的处理**

## （一）女性 PTSD 的特点

女性经历创伤性事件发展为 PTSD 的风险显著高于男性。除了女性应激源类型（如女性被强奸等其他性侵犯事件）不同于男性外，其他的原因尚不清楚。与男性 PTSD 相比，女性患者 PTSD 的症状重、病程长、恢复慢、生活质量低。女性 PTSD 患者，在围生期并发症发生率高，所以女性妊娠期 PTSD 的药物治疗要特别慎重。

## （二）女性 PTSD 的药物治疗

女性 PTSD 的药物治疗以各类抗抑郁药为主。有两项抑郁障碍研究表明，SSRI 和单胺氧化酶抑制药（monoamine oxidase inhibitor，MAOI）对女性患者的疗效较男性好，而三环类抗抑郁药（tricyclic antidepressant，TCA）对男性患者疗效更佳。6 项单用萘法唑酮治疗 PTSD 的开放性试验研究表明，女性患者对该药物的反应优于男性。因此，女性对 5- 羟色胺能药物的疗效可能更好。在女性患者中，SSRI 对绝经前患者的疗效优于绝经后患者，合并使用雌激素可能比单独使用 SSRI 效果更佳。在抗抑郁药治疗的基础上，可考虑加用激素辅助治疗。

针对妊娠期、哺乳期及其他育龄期女性 PTSD 的药物治疗，医师既要考虑药物对女性妊娠、对胎儿或新生儿的影响，也要考虑延误治疗疾病的风险性。目前还没有直接证据表明，女性 PTSD 患者在妊娠期未经治疗会对胎儿发育有何不良影响，但女性 PTSD 患者在妊娠期的应激、焦虑或抑郁障碍与新生儿的各类异常有关。因此，认知行为疗法应作为妊娠期和哺乳期 PTSD 女性患者的首选治疗方案。虽然抗抑郁药的使用似乎并未增加母亲或胎儿的风险，但由于这类药物缺乏对妊娠期和哺乳期女性的对照研究，所以应尽量避免使用。如果严重的PTSD患者和/或心理治疗无效，或存在抑郁障碍/自杀共病现象，则优先考虑使用SSRI。

基于有限研究数据和精神药物对生殖系统的安全性，对于育龄女性的治疗建议如下。

1. 对于育龄女性，在治疗前一定要询问记录其节育方法与手段，哺乳期妇女的节育方法。

2. 在妊娠和哺乳期间，应以心理治疗作为首选治疗方案。

3. 需要对妊娠或哺乳期女性进行药物治疗时，需要权衡利弊，选用对生育系统安全性相对较高的药物，即氟西汀、舍曲林和西酞普兰，但治疗过程中应进行监测。

4. 尽量选用单一药物，药物剂量达到目标剂量，而不是改换其他药物。

5. 如果治疗效果不显著，需要添加辅助药物时，应该遵循以下原则：避免使用丙戊酸盐类和单胺氧化酶抑制剂类药物；避免使用肾上腺素类药物；避免使用抗胆碱类药物治疗锥体外系副作用。

6. 妊娠期间已经使用了治疗药物，在哺乳期间不应该降低剂量或改换新药。

7. 对所有经历围生期创伤性事件的妇女，如接生创伤、死胎或新生儿死亡，都要检查评估是否有PTSD的症状。

### （三）女性PTSD的心理治疗

具体详见前文第三章中"其他特殊人群PTSD患者的心理治疗"部分的内容。

（马小红）

 **一线救援人员创伤后应激障碍的处理**

一线救援人员目睹了惨烈的灾难场面，经历了身心疲惫、救援的无助感,甚至并肩作战的同事突然丧生,从视觉、听觉及触觉等引起强烈的心理刺激,发生 PTSD 的风险高于一般人群。一线救援人员的性别、年龄、文化程度、工作经验、工作环境、工作时间、工作强度、应对策略、人格特质、心理韧性、社会支持、防护用品量等都与 PTSD 的发生密切相关。新型冠状病毒感染流行期间,对参与救援的医务人员进行调查发现,早期的症状表现为再体验、反复出现与创伤相关的噩梦,后期主要表现强烈的心理痛苦和烦恼、回避或麻木和警觉性增高的症状。

救援人员在出发前进行有效的宣教,对预防 PTSD 的发生十分必要,建议如下。

1. 了解灾难的危险,做好救援人员个人生命安全的保障。

2. 建立科学的休息轮岗制度,保持适度的工作强度,保证充足的睡眠。

3. 了解应激反应,学习应对方法、调控情绪以及合理发泄情绪的方法。

4. 对参与一线救援的人员,应该给予一定的社会支持和心理支持。

5. 对于身心反应和 PTSD 症状严重者,应该给予心理干预及药物治疗。

(马小红)

## 五 创伤后应激障碍共病躯体疾病的处理

PTSD 与躯体疾病共病的处理原则是根据整个临床表型,先区分是 PTSD 的症状,还是躯体疾病的临床症状。必要时选择必要的辅助检查以明确诊断。如果确定是躯体疾病,则应区分是急性还是慢性躯体疾病,然后再进一步确定治疗方案。对于伴严重躯体疾病的 PTSD 患者,要优先治疗躯体疾病。处理共病 PTSD 的原则基本同于单纯的 PTSD 的管理。药物治疗时要注意精神药物对躯体疾病的影响,以及与治疗躯体疾病药物的相互作用。共病躯体疾病的 PTSD 患者一般来说症状更严重,发展为慢性病程的可能性更大。因此,对于共病躯体疾病的 PTSD 患者需要制定一个循序渐进的治疗计划,构建从初级的支持治疗到恢复病前功能水平的个体化、全病程的治疗和管理方案。

(马小红)

##  创伤后应激障碍共病其他精神障碍的处理

PTSD 患者更容易与其他精神障碍共病。美国流行病学调查发现,80%的 PTSD 患者与抑郁障碍、焦虑障碍、药物滥用、精神病性障碍、人格障碍共病。有证据表明,PTSD 可以发生在抑郁障碍、焦虑障碍、自杀倾向、药物滥用、进食障碍或其他精神障碍之前,也可能发生在之后。与单一的 PTSD 相比,共病的 PTSD 存在症状重、病程慢性化、社会功能损害大、自杀率高和预后差等特征。PTSD 共病其他精神障碍的干预介绍如下。

### (一)PTSD 与抑郁障碍共病

PTSD 和抑郁障碍的共病率很高,约 42%～48% 的 PTSD 患者同时符合抑郁障碍的 DSM-5 诊断标准。

PTSD 和抑郁障碍共病的治疗:对抗抑郁药物疗效较差或无效的 PTSD 和抑郁障碍共病患者,辅以抗精神病药物如阿立哌唑等治疗可能有效。如果共病的患者以激越为主要临床症状,应考虑选用镇静作用较强的抗抑郁药物。如果共病的患者以精神运动性迟滞为主要表现,要考虑选用镇静作用较小的抗抑郁药物,如 SNRI 和 SSRI 为治疗抑郁障碍的首选药物。如果共病难治性抑郁,需考虑电休克疗法(ECT)或者与其他药物联合使用。ECT 可更有效地减少严重抑郁障碍和难治性抑郁患者的抑郁症状及自杀企图。与单独应用抗抑郁药物相比,ECT 不仅可显著改善共病患者的 PTSD 及抑郁症状,还可降低自杀、心血管死亡及全因死亡风险。如果共病患者的病情较轻,心理治疗是轻度抑郁障碍的首选。

### (二)PTSD 与焦虑障碍共病的处理

创伤后成年女性 PTSD 和广泛性焦虑障碍的共病率为 10%。交通事故幸存者 PTSD 和广泛性焦虑障碍的共病率为 47%。癌症患者 PTSD 和广泛性焦虑障碍的共病率为 20%,研究结果表明,受教育程度低、癌症的病程长、社会支持系统差及低年龄者更易发生两者的共病。经历过严重创伤的焦虑障碍患者共病 PTSD 的比例明显高于健康人,其中约 38% 符合 PTSD 的诊断。PTSD 与焦虑障碍共病的主要危险因素为女性、低年龄、低收入和失业者。在临床症状上,PTSD 与广泛性焦虑障碍有重叠,如 PTSD 和广泛性焦虑障碍的患者都存在快速眼动睡眠期异常、焦虑性质的噩梦、惊跳反应加重、警觉性增高以及自主神经功能异常等。

PTSD 与焦虑障碍共病的治疗:共病时应该首先治疗 PTSD,因为焦虑症状往往随着 PTSD 的治疗而缓解。PTSD 与焦虑障碍共病首选 SSRI 治疗,也可以合并苯二氮䓬类药物,作为辅助治疗患者的焦虑和失眠,以提高治疗反应并减少中断治疗。注意苯二氮䓬类药物会引起镇静、精神运动损害、记忆下降、依赖和撤药反应,在老年共病患者中要慎用。

### (三)PTSD 与物质滥用共病的处理

PTSD 与物质滥用共病的共病率约为 30%～50%。物质滥用往往是由于 PTSD 患者长期使用镇静、催眠药物或酒精等精神活性物质来改善症状。由于 PTSD 患者的回避行为通常是利用处方或非处方药物进行治疗,以麻痹创伤记忆带来的痛苦。因此,物质依赖或物质滥用导致的戒断综合征反而会加重 PTSD 症状。

当 PTSD 患者同时合并精神活性物质滥用时,一般的处理原则是尽可能采用保守或非复杂的治疗方案。早期使用 SSRI 类药物可能对这类患者有益,尽管大样本临床研究显示,舍曲林对这类共病的作用与安慰剂相当。苯二氮䓬类药物对这类患者属于相对禁用类药物(酒精或地西泮类药物成瘾者在脱毒期间除外)。对于酒精成瘾的患者,有临床数据支持的治疗药物包括纳曲酮(naltrexone)、阿坎酸(acamprosate)或托吡酯(topiramate)。托吡酯同时对于 PTSD 也有治疗作用。凡是用于治疗物质依赖或滥用的药物,都要同时配合强化结构式的心理治疗才能取得最佳效果。

### (四) PTSD 与其他精神病性障碍共病的处理

越来越多的证据表明,患有严重精神疾病(serious mental illness, SMI)的人由于童年期和成年期创伤风险的增加,很容易发展为 PTSD。据估计,大约 1/3 的 SMI 患者同时患有 PTSD。研究证实 PTSD 与精神分裂症存在很高的共病率。一项 Meta 分析发现,精神分裂症患者合并 PTSD 的平均共病率为 12.4%。

非典型抗精神病药物应该作为 PTSD 与精神病性障碍共病的首选药物,现有的研究证据限于利培酮、奥氮平和喹硫平。如果首选抗精神病药物效果不佳,可更换另一种药物。若效果仍不佳,应重新评估诊断。在选择非典型抗精神病药物时应考虑一些副作用,如体重增加、糖尿病、高血脂及高催乳素血症。非典型抗精神病药阿立哌唑和齐拉西酮的副作用影响相对较少,理论上可用于治疗创伤后应激障碍,但是目前没有足够的循证依据。在心理治疗方面,研究发现有几种心理治疗方法有效,其中包括暴露疗法、聚焦创伤的认知行为疗法(TF-CBT)、眼动脱敏与再加工疗法(EMDR)。

### (五) PTSD 与人格障碍共病的处理

PTSD 和人格障碍的共病与其他共病的特点不同,在诊断的过程中常常会优先诊断 PTSD 而忽视人格障碍。约有 70% 以上的 PTSD 患者共病人格障碍。人格障碍的严重性与患者创伤的严重性和暴露创伤的年龄密切相关。暴露创伤的年龄越早,越容易发生人格障碍。攻击性、人为的创伤以及遭受多个严重的创伤性事件的 PTSD 患者,也容易发生人格障碍。在各类人格障碍中,PTSD 与边缘型人格障碍(borderline personality disorder, BPD)

的共病率最高（特别是暴露于有关性创伤，包括童年期的性虐待）。在一般人群中，大约 30% 的 BPD 患者符合 PTSD 标准，大约 25% 的 PTSD 患者符合 BPD 标准；在临床 BPD 样本中，PTSD 共病的症状检出率约在 30%～80%。共病 BPD 的 PTSD 患者具有更严重的 PTSD 症状、更多地使用心理卫生服务资源和精神活性药物、较低的生活质量以及高自杀风险，带来更多的医疗负担。

目前 BPD 和 PTSD 共病的一线治疗方案为单一使用心理治疗。针对 BPD 的治疗包括：辩证行为疗法（dialectical behavior therapy，DBT）、心智化的疗法、情绪调节团体疗法；针对 PTSD，推荐聚焦创伤的治疗作为一线治疗方案，包括延长暴露（prolonged exposure，PE）疗法、认知加工疗法（cognitive processing therapy，CPT）、眼动脱敏与再加工（EMDR）疗法、叙事暴露疗法（narrative exposure therapy，NET）。BPD 特异性治疗和 PTSD 的聚焦创伤的治疗二者的优先级不同，当 BPD 和 PTSD 同时发生时，对哪种治疗最合适仍缺乏共识。有研究表明，聚焦创伤的治疗也可减少 BPD 共病 PTSD 患者的 BPD 症状。因此，这类共病患者，使用聚焦创伤治疗是相对较简单的选择。共病人格障碍的 PTSD 患者，在心理干预时，需要延长其治疗时间。

### （六）PTSD 与进食障碍共病

进食障碍（eating disorder，ED）是一组以进食行为异常，对食物、体重、体型过度关注为主要特点的临床综合征。根据 DSM-5 诊断标准，进食障碍类型有神经性厌食（anorexia nervosa，AN）、神经性贪食（bulimia nervosa，BN）、非典型进食障碍（atypical eating disorder，AED）以及暴食障碍（binge-eating disorder，BED）等。ED 患者对体重、体型和饮食的认知态度，对 ED 的发生和维持起着关键作用。一项美国大样本流行病学调查显示，AN、BN 和 BED 的终生患病率分别为 0.80%、0.28% 和 0.85%；12 个月患病率分别为 0.05%、0.14% 和 0.44%。有研究对 ED 和 PTSD 的共病进行了定量、系统的研究,结果显示 ED 和 PTSD 具有较高的共病性,ED 人群合并 PTSD 的约为 24%,而 PTSD 人群合并 ED 的约为 20%。

研究表明,暴饮暴食实际上会在短期内减少负性情绪,一些 PTSD 患者存在负性情绪,因此个体可能会通过 ED 的有关行为,试图减少 PTSD 的警觉、负面情绪或"麻木"等症状。

在药物治疗方面,英国精神药理学协会指南推荐 SSRI 作为 PTSD 的一线治疗,但在使用 SSRI 之前,临床医师应考虑疾病的严重程度或病程是否适合进行精神药物治疗。到目前为止,还没有 PTSD 共病 ED 的药理学研究。推测使用 SSRI 治疗 ED 和 PTSD 共病患者可能有效。在心理治疗方面,可使用 ED 的强化认知行为疗法(CBT-E)联合 PTSD 的认知加工疗法(CPT)的综合干预。研究表明,综合性 CBT 在减少 PTSD 症状方面可能比单独针对 ED 的 CBT-E 更有效,且其对 ED 症状也同样有效。

(彭红军)

## 创伤后应激障碍伴自杀的处理

### (一)创伤后应激障碍伴自杀的诊断标准

在诊断 PTSD 伴自杀时,通常需要考虑以下标准。

#### 1. PTSD 的诊断标准

根据 DSM-5 或 ICD-11 的诊断标准,需要符合 PTSD 的诊断,详见第二章"三、诊断"部分的内容。

#### 2. 自杀风险评估

需要对患者进行全面的自杀风险评估,以确定其自杀风险的程度。自杀评估应包括自杀观念、自杀计划、自杀企图、自杀未遂行为等的频率、严重程度和历史记录等。

### （二）创伤后应激障碍伴自杀患者的处理

自杀行为并不是 PTSD 的核心症状,但 PTSD 伴自杀会影响临床治疗和预后。因此,常规对 PTSD 患者评估时,应包括其目前的自杀意念和既往是否有自杀的企图。对促发自杀的危险因素也需要进行评估,如抑郁发作或物质滥用。

重大的创伤性应激事件可能成为自杀的直接原因或诱因。导致自杀的生活事件大多具有"丧失"的特色,常引起个体明显的情绪反应,如人际关系恶化(婚姻与家庭关系等),亲人突然逝去,财产、名誉、地位受损,失业等均容易导致自杀行为。

#### 1. PTSD 患者自杀危险因素的评估

(1)共病:①PTSD 与躯体疾病共病,尤其是慢性和 / 或难治性躯体疾病(如癌症、慢性肾衰竭等),自杀的风险明显增高。②PTSD 患者与其他精神障碍共病是自杀的高危因素。其中共病抑郁障碍是发生自杀的最常见原因,其次为物质滥用、精神分裂症及人格障碍等。抑郁障碍本身自杀就最常见,共病 PTSD 后,自杀的危险性更高。③既往有频繁、强烈且长时间出现的自杀意念,或者有多次发生的自杀未遂史。

(2)社会文化因素:①年龄>45 岁、独身、离婚、丧偶者或者婚姻处于危机状态的 PTSD 患者自杀风险性高;②无固定职业、失业者或社会经济状况差的 PTSD 患者自杀率高;③从事非体力劳动者,尤其是管理者如行政管理人员;④存在认知偏差,缺乏洞察、分析、处理问题的能力,情绪不稳定、行为冲动等自杀风险较高;⑤PTSD 患者人际关系不良,社会隔离,混乱或冲突性的家庭关系,缺乏家庭温暖的自杀风险高。

#### 2. 自杀行为的预兆评估

识别和评估 PTSD 的自杀风险。以下方法有助于识别 PTSD 伴高自杀风险患者。

(1)了解患者的生活史,包括曾经的创伤性事件、痛苦的经历和家庭背景。

（2）检查患者是否存在任何自杀风险的警示信号，例如消极的态度、社交隔离、自我伤害的迹象。

（3）确定患者的风险因素，包括精神疾病、药物滥用、躯体疾病、精神疾病家族史等。

### 3. PTSD伴自杀患者的处理

（1）总体原则处理：①指导患者沟通、疏泄被压抑的情绪；②协助患者识别和理解创伤给人造成的心理生理应激反应；③教授患者学习在创伤后问题解决的技巧和正确的应对方式；④帮助患者认识和建立社会支持系统。

（2）认知疗法、暴露疗法和眼动脱敏与再加工疗法等心理治疗方法都有助于减轻症状。认知加工疗法治疗PTSD患者自杀意念和自杀风险有良好的疗效，自杀风险的严重程度并不影响患者对治疗的反应或完成治疗的能力。认知加工疗法为期12个疗程。以创伤为中心的个体治疗方案，分三个阶段展开。第一阶段，为患者提供关于PTSD的心理教育，以及认知与环境事件、情绪和行为的关系。第二阶段，教授他们识别导致心理痛苦的歪曲认知。第三阶段，对创伤性事件相关的认知重建。认知行为疗法通过减少负性自动思维、情绪调节、减少冲动性、降低自杀意念、帮助个体在压力源以及引发自杀行为的情境下采取更有效的应对策略（认知重建）。

（3）当患者陷入危机状态，出现强烈自杀观念或已经出现自杀行为，需对患者进行自杀危机干预。具体步骤如下：

1）保证患者的安全：在危机干预过程中，首要目标是保证患者安全。而且在整个危机干预过程中防止自杀应作为首要的考量。对于自杀企图非常强烈的患者，需采取强制入院，并采取24小时陪护以保证患者的安全。

2）确定导致自杀的关键问题：医护人员应当关注PTSD患者自杀的关键问题，让患者自己认识到自杀的原因，其中所应用的核心技术为倾听，包括共情、理解、真诚、接纳以及尊重，以达到找到解决患者目前危机的最佳方法。

3）让患者感受到力量的支持：强调与患者沟通与交流，不要去评价患者的经历与感受是否值得称赞或批评，而是无条件地以积极的方式接纳所有求助的患者。

4）让患者制定缓解自杀的可行计划：计划应该根据患者的应对能力，着重在切实可行和系统地帮助其解决问题，如放松技术消除紧张焦虑，对未来充满信心等。

5）药物治疗：药物治疗有助于减轻 PTSD 的自杀症状。常用的药物包括抗抑郁药、抗焦虑药和抗精神病药等。Meta 分析发现，抗抑郁药可以预防自杀未遂。氯胺酮可在数小时内减少自杀意念。

6）物理治疗：重复经颅磁刺激和电休克疗法可以减少自杀意念。

7）社会支持：社会支持可以帮助患者减轻痛苦和改善情绪状态。家庭、朋友、社会和社区组织等都可以提供社会支持。社会支持被认为是自杀最有力的保护因素之一。

（彭红军）

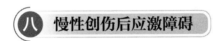

## 八 慢性创伤后应激障碍

### （一）慢性创伤后应激障碍患者的处理

依据 DSM-5，出现 PTSD 症状并持续 3 个月以上的则为慢性创伤后应激障碍。在 PTSD 的患者中，大约有 1/3 的患者会呈慢性化病程。DSM-5 根据病程把 PTSD 分为急性型（3 个月以内）、慢性型（3 个月以上）、迟发型（在创伤性事件发生后的 6 个月及以上发病）共三种类型。其中 10% 的慢性型患者症状持续不愈甚至恶化。症状特点早期以闯入症状为主，随后以回避症状突出；达到缓解的时间中位数至少 3 年；其中 1/3 患者的 PTSD 病程超过 10 年。

一般认为症状急性显现，持续较短（<6个月），病前功能良好，社会支持系统好，无其他精神科、综合科疾病及物质依赖等共病，无其他显著危险因素的患者，预后较好。

在PTSD症状数量多，麻木和警觉症状比例高，存在精神疾病（如焦虑障碍、情感障碍、物质滥用）、童年期创伤史等易感因素，女性，经历的创伤性事件强度大（如亲历或者目睹毁灭性场景等），缺乏情感支持和社会支持，合并其他共病，治疗不及时，容易形成慢性化且治疗困难。

### （二）慢性PTSD患者的特点

慢性PTSD患者其临床表现依然符合PTSD的诊断标准，对创伤性事件及相关场景、人物、物件、词语等超敏感和恐惧，每当遇到这些事物时，都会出现特殊的惊跳反应及逃避行为，注意力难以长久集中，记忆力下降，头脑中仍闪现创伤时的场景，经常重复出现与创伤有关的噩梦。情绪易激惹、愤怒、焦虑、恐惧，难以自主的把握与控制，并为此感到苦恼。

在个性方面，患者往往会采取逃避的应对方式；在心理上，往往会采取压抑、否认、隔离、理智化、反向形成等心理防御方式，强行控制不暴露自己令人痛苦的内心体验。这种应对方式和心理防御机制，往往是患者发展为慢性化病程的原因。

### （三）慢性PTSD的治疗

目前慢性PTSD的治疗原则主要是药物治疗和心理治疗或联合治疗，参见第三章。

（彭红军）

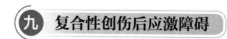

### 九 复合性创伤后应激障碍

复合性创伤后应激障碍（complex post-traumatic stress disorder，CPTSD）

是 ICD-11 中新增加的一种诊断。一般指经历长期、重复或多种形式的创伤性事件后所形成的一种精神障碍。其症状表现不仅包括 PTSD 的核心症状，还包括情绪失调、人际困难、负性认知等自我组织失调（disturbance in self-organisation，DSO）症状。

### （一）流行病学

在精神科临床样本中，CPTSD 患病率预计最高可达 50%。难民和寻求庇护者的患病率为 16%～38%。约 13% 的美国退伍军人患有 CPTSD，而 21% 患有 PTSD。澳大利亚的一项研究显示，在寻求治疗的退伍军人中，49% 诊断为 PTSD 的患者也符合 CPTSD 的诊断。克罗地亚退伍军人的患病率更高，64% 患有 CPTSD。

研究表明，重复或长期人际创伤经历与 CPTSD 高度相关。与 CPTSD 相关的多发性创伤主要发生在童年期和成年早期，且创伤经历与 CPTSD 风险之间存在剂量 - 反应关系，尤其是童年期被虐待者。

### （二）评估与诊断

诊断 CPTSD 需要评估相关的症状，包括评估生物、心理、社会学等相关症状（如物质使用、自残、关系紧张、分离、内疚和羞耻），并了解患者的个人史，包括了解患者过去和现在的生活压力、力量源泉和社会支持。由于 CPTSD 与其他疾病存在许多症状的重叠，评估还包括鉴别诊断，重点关注 PTSD、抑郁、焦虑、边缘型人格障碍（borderline personality disorder，BPD）症状。目前 CPTSD 的评估工具有国际创伤访谈（International Trauma Interview，ITI）和自我报告的国际创伤问卷（International Trauma Questionnaire，ITQ）。

CPTSD 诊断需存在创伤应激源：一次或一系列极具威胁性或可怕的创伤性事件（如酷刑、奴役、种族灭绝运动、长期家庭暴力、反复的童年期虐待或躯体虐待），并且存在 6 个症状群，在每个症状群中至少有 1 种症状：①反复体验创伤性体验；②持续性回避；③持续性焦虑和警觉水平升高；④情感失调;⑤认为自己被贬低、挫败或毫无价值,并伴有与创伤性事件相关的羞耻、内疚或失败感;⑥人际关系形成和维持困难。CPTSD诊断要求创伤症状导致功能严重受损,症状贯穿于整个生命周期内,通常与暴露慢性或反复的创伤性事件或持续数月或数年有关。

值得注意的是,创伤类型是CPTSD的一个危险因素,但不是CPTSD诊断的必要条件。这一理念反映了个体和环境风险的交互作用,以及疾病易感性的保护因素。曾经历过持续性童年期虐待的人可能会发展为PTSD而不是CPTSD,或者可能不会发展任何与创伤相关的障碍,这取决于其人格特征和环境中的保护资源,例如有爱心、细心的照料者或持续的社会支持;在成年期经历单一高度痛苦的创伤性事件(如目睹孩子被杀害)的个体可能会发展为CPTSD,可能的原因有性格脆弱、社会系统支持差、无效的社会环境或童年期不良事件史。

## (三)鉴别诊断

### 1. 与PTSD鉴别

CPTSD的诊断标准包括PTSD核心症状群及DSO核心症状群。PTSD被理解为对威胁性创伤性事件的恐惧条件反应,症状常发生在创伤经历重现时;DSO症状群被认为是由慢性或反复创伤暴露影响了情绪调节、自我认知和人际关系的结果。与间歇性PTSD症状群不同,DSO症状群是持续的、普遍的,无论是否接近创伤源都可能在各种情况下发生。值得注意的是,PTSD和CPTSD的诊断是相互排斥的。如果满足CPTSD诊断标准,则取代PTSD的诊断。

### 2. 与边缘型人格障碍(BPD)鉴别

首先BPD是一种人格障碍,无需创伤应激源的存在。BPD与CPTSD在3个症状群上有重叠:即情绪调节、自我认知和人际关系困难。尽管两者情感症状存在大量重叠,但BPD患者冲动、自杀和自伤行为更常见,而自杀企图和自残行为是BPD诊断标准之一;在自我认知方面,BPD患者表现为不稳定的自我认知即身份识别障碍,而 CPTSD 患者则表现持续的消极自我评价;BPD 的关系困难是不稳定的互动模式以及对人际关系的强烈投入,而 CPTSD 在强烈的情绪状态下表现为回避和疏远。

### 3.与其他疾病的鉴别

CPTSD 与分离(转换)性障碍、物质或酒精使用障碍、抑郁障碍、焦虑障碍共病率较高,应详细评估及鉴别诊断。

### (四)治疗管理

CPTSD 的治疗管理包括以聚焦创伤的干预措施和多组分疗法。由于 CPTSD 相对于 PTSD 由更多症状条目组成,其治疗可能涉及更多的治疗干预和/或更长的治疗时间,或按需求和症状来整合治疗。

一项随机对照试验对复合性创伤(如童年期虐待和多种类型的人际暴力)的个体进行了情感和人际调节技能训练(skills training in affect and interpersonal regulation,STAIR)与叙事疗法,结果提示 STAIR 联合叙述疗法治疗优于 STAIR 联合非特异性支持性治疗。另一项随机对照试验评估了 16 周的 STAIR 联合暴露疗法(每个成分 8 次)、16 周的持续创伤治疗及 4 周的 16 次强化暴露疗法,3 种方案都能显著改善 PTSD 症状、情绪调节能力、人际功能和自我评价。以上研究结果表明多成分疗法和以创伤为焦点的扩展疗法是有效的,这些结果可能为 CPTSD 患者的个性化治疗奠定了基础。

目前尚无关于 CPTSD 药物治疗的循证治疗方法,但 CPTSD 治疗可以参考 PTSD 的治疗。SSRI 和文拉法辛经常用于治疗 PTSD。Meta 分析结果表明,SSRI 对 PTSD 的疗效不如以聚焦创伤的心理行为治疗。研究显示,苯二氮䓬类药物对 PTSD 的症状没有很大的帮助,考虑到这类药物可能产生耐受性和成瘾性,在 CPTSD 治疗中同样应该谨慎使用。抗精神病药物主要是控制 CPTSD 的激越症状或攻击行为。

(彭红军)

**创伤后应激障碍的相关障碍**

### （一）急性应激障碍

#### 1. 概述

急性应激障碍（acute stress disorder，ASD）也称急性应激反应（acute stress reaction，ASR），是指个体在遭遇突如其来且异乎寻常的强烈应激性生活事件后出现的一过性精神障碍。与 PTSD 相同，突发且异乎寻常的强烈创伤性事件是诊断本病的必要条件。典型的 ASD 症状最初表现为"茫然"状态，注意狭窄、不能防御外在刺激、定向错误。随后可能发生分离性木僵状态，或激越言行增多（如逃跑反应或神游），常伴有惊恐性焦虑和自主神经症状（心动过速、出汗、面部发红等），数分钟至数小时内起病，症状持续数日至 1 周内消失，最长不超过 1 个月。患者对发作可有部分或完全遗忘。有些患者在疾病严重阶段可出现思维联想松弛、片段的幻觉、妄想、严重的焦虑抑郁等，称为急性应激精神障碍。

急性应激障碍的诊断标准与 PTSD（详见第二章）基本相同，差别仅在于症状持续时间不超过 1 个月。

ICD-11 将 ASR 归于影响健康状态的因素，以及需要健康服务的非疾病现象。但是仍需要临床进行关注。

#### 2. 评估方法

目前评估 ASD 的中文版量表包括：斯坦福急性应激反应问卷（Stanford Acute Stress Reaction Questionnaire，SASRQ）、急性应激障碍访谈（Acute Stress Disorder Interview，ASDI）、急性应激障碍量表（Acute Stress Disorder Scale，ASDS）、简明创伤后障碍访谈（Brief Interview for Posttraumatic Disorder，BIPD）、急性应激反应量表（Acute Stress Response Scale，ASRS）。

生理评估指标包括：皮质醇、唾液淀粉酶、炎性因子、心率和心率变异性、瞳孔等，这些指标在部分研究中显示了较好的评估价值，但尚需要不同研究的重复验证，目前暂未获得临床推广应用。

ASD 的早期预防和干预是降低 PTSD 发生的重要举措。ASD 的预防主要对公众进行心理健康教育，包括教授应激和应激反应的相关知识、客观理性的认知方式、解决问题和应对压力的技巧等，增强对 ASD 和 PTSD 的抵抗和调控能力，以降低 ASD 和 PTSD 的发生。

### 3. 治疗

ASD 的早期主要是危机干预。危机干预应遵循简短、及时、就近、集中于外显问题、着眼全面恢复的原则，以促进患者面对、接受、加工、整合被压抑和难以承受的情绪。危机干预的具体方法详见第六章。

在实际操作中实施整合治疗原则，心理急救（psychological first aid，PFA）、聚焦创伤的认知行为疗法（trauma-focused cognitive behavioral therapy，TF-CBT）、眼动脱敏与再加工（eye movement desensitization and reprocessing，EMDR）疗法等有效的危机干预方案。药物治疗和其他干预措施参照第三章。

### （二）适应障碍

### 1. 概述

适应障碍（adjustment disorder）是个体在经历程度较轻，但较持久的精神应激事件后，例如迁居、移民、地位的显著变化后出现的情绪障碍或适应不良行为，可导致社会功能损害。一般持续时间相对较短，随着应激生活事件的消除或个体适应能力的改善而恢复（不超过 6 个月）。本病可以发生在任何年龄，一般认为年龄越小，发生适应障碍的可能性越大。

与急性应激障碍和 PTSD 不同的是，适应障碍的应激源强度较弱，多为日常生活中常见的生活事件。儿童青少年最常见的应激源是迁居、转学等。成年人中最常见的应激源是婚姻冲突、经济拮据或子女残疾等；老年人最常见的应激源是退休、岗位的变迁及丧失子女等。一般适应障碍与个体的适应能力有关。适应能力包括个性心理特征，对应激的方式，既往有类似处境的经验和应对技巧，以及社会支持和个体的生理状态等。只有在应激源较强而个体适应能力较弱时，才可能发生适应障碍。

**2. 评估**

目前评估适应障碍的中文量表包括心理弹性量表（Connor-Davidson Resilience Scale，CD-RISC）、90 项症状清单（Symptom Check-list-90，SCL-90）、军人适应不良自评量表（Military Mental Maladjustment Scale，MMMS）等，英文量表包括适应障碍 - 新模块（Adjustment Disorder-New Module 20，ADNM-20）、5 条目版世界卫生组织幸福指数（World Health Organization Five Well-Being Index，WHO-5）、世界卫生组织生活质量 -BREF 心理量表（The World Health Organization Quality of Life-BREF Psychological Scale）等。

**3. 诊断**

（1）情绪或行为症状必须在可识别的应激源发生后的 3 个月内出现。

（2）临床表现为以下两种情况之一：①考虑到生活背景和文化因素影响，出现与应激源的严重性或强度不一致的过度悲伤或痛苦；②社交、职业或其他功能领域受损。

（3）这种障碍不符合其他精神障碍的诊断标准，也不是先前存在的精神障碍加剧。

（4）这些症状不是正常的悲伤反应。

（5）应激源或其后果消除后，症状持续不超过 6 个月。

**4. 治疗**

适应障碍治疗的目的是帮助患者提高处理应激境遇的能力，早日恢复到病前的功能水平，防止病程恶化或慢性化。

心理治疗是首选的治疗方法。主要采取个体治疗、家庭治疗和社会支持等方式。支持性心理疗法、短程动力疗法、认知行为疗法等都可酌情选用。心理治疗干预措施有 3 个主要共同点：①消除或减轻应激源；②改善应对和适应能力；③减少情绪症状和行为改变。

对伴有抑郁或焦虑症状的适应障碍的患者，酌情使用抗抑郁药物或抗焦虑药物，以加快症状缓解，为心理治疗提供合适的环境。药物治疗以低剂量、短疗程为宜且同时进行心理治疗。对病情较轻的患者不宜使用药物治疗。

### （三）延长哀伤障碍

#### 1. 概述

延长哀伤障碍（prolonged grief disorder，PGD），又被称为病理性哀伤（pathological grief）、创伤性哀伤（traumatic grief）或复杂性哀伤（complicated grief）。有别于正常的居丧反应，PGD 是指丧失亲人之后持续的哀伤反应，往往超过 6 个月，随着时间的推移难以缓解。延长哀伤障碍难以摆脱失去亲人的痛苦，思念逝者的想法挥之不去，情绪和行为偏离生活常态，最终导致个体的社会功能受到严重的影响。ICD-11 将其定义为：在丧亲至少 6 个月后，丧亲者对逝者长期持久的哀伤，表现为愤怒、难以接受、情感麻木、社交回避等，这些反应与其所处的文化和宗教传统不相符；此外，个体剧烈的情感痛苦已经严重损害了社会功能。

PGD 的高危群体包括女性、老年人、文化程度低及家庭收入低者。此外，流产史、童年期分离焦虑、童年期虐待、父母离世、与逝者亲密的关系、对逝者过度的情感依赖、不安全的依恋关系、暴力致死事件、对亲人的去世缺乏心理准备、缺少有效的社会支持等，也会增加患 PGD 的风险。

PGD 相关的临床症状紧密围绕丧亲事件，患者对与逝者相关的事物过度敏感（如逝者的老照片或往事），有意识地回避接触与逝者相关的事物，对亲人的离世存在过分的自责。

#### 2. 评估

Prigerson 和 Maciejewski 根据 PGD 的诊断标准编制了延长哀伤障碍问卷（Prolonged Grief Disorder Questionnaire，PG-13），这是一个简短的诊断

工具,有4个维度:分离症状、认知情感和行为症状、病程、功能受损。共13个条目,前11项采用5点计分,后2项为是非题,分数越高表示PGD症状越严重,得分>36分表示存在PGD症状。该量表在多个国家都得到了良好的验证和适用,戈新等也修订了中文版PGD问卷,并对其信效度进行了验证。Boelen等于2005年编制的哀伤认知问卷(Grief Cognition Questionnaire,GCQ)也被广泛使用。该量表具有良好的信效度,且是唯一的哀伤认知评估工具。

**3.诊断**

PGD的诊断主要依靠临床表现。

(1)近期存在亲近关系的人离世。

(2)每天都想念逝者,或对逝者的想念达到了病态的程度。

(3)每天都有5个及以上的下述症状,或是症状的程度达到了病态:①自我定位混乱,或自我感知下降;②难以接受亲人离世的事实;③避免接触能够让人想起逝者的事物;④在亲人离世后难以再信任他人;⑤对亲人的离世感到痛苦或是愤怒;⑥自己的生活难以步入正轨(如结交新的朋友、培养兴趣爱好等);⑦在亲人离世后变得情感麻木;⑧在亲人离世后觉得生活不尽如人意、空虚或没有意义;⑨对亲人的离世感到惊慌失措、茫然或震惊。

(4)症状持续时间在亲人离世后6个月以上。

(5)上述症状导致了有临床意义的社交、职业或是其他重要领域的功能受损。

(6)上述症状无法用重性抑郁障碍、广泛性焦虑障碍或创伤后应激障碍等疾病加以解释。

**4.治疗**

(1)药物治疗:目前,药物治疗PGD的疗效还不明确。一些案例报道和开放性研究表明,选择性5-羟色胺再摄取抑制剂可能有助于改善PGD症状。另一些专家认为药物可以作为心理治疗的辅助治疗，但需要进一步研究来评价疗效。

（2）心理治疗：一项 Meta 分析表明基于哀伤的认知行为疗法对减轻 PGD 的症状有效，并且疗效随着时间的推移显著。针对 PGD 的认知行为疗法主要分为个体心理治疗、集体心理治疗和基于网络的心理治疗。PGD 患者个体心理治疗主要注重患者的哀伤反应。从形式上，可以分为暴露疗法、认知重建和行为干预等。

### （四）儿童期应激相关障碍

#### 1. 概述

儿童期应激相关障碍包括反应性依恋障碍（reactive attachment disorder，RAD）和脱抑制性社会参与障碍（disinhibited social engagement disorder，DSED），二者均由童年期极度不充足的照顾模式所致，后者包括社会忽视或剥夺、反复变换主要照顾者、成长在极不寻常的环境中导致选择性依恋的形成受到限制等。

#### 2. 反应性依恋障碍

RAD 是一种罕见但严重的障碍，由于生命早期的被虐待或忽视经历，患儿的情感需求得不到满足，从而不能与照料者建立健康的依恋关系，常伴有多种功能损害，尤其是人际交往能力。

RAD 核心症状是对他人（尤其是照护者）持续的抑制性情感退缩行为模式，这种模式在儿童 5 岁前就表现明显，此外，RAD 还常表现出持续的社交和情绪障碍。

（1）诊断：ICD-11 和 DSM-5 对 RAD 的诊断标准均强调儿童在严重不当照护背景下，表现异常的依恋行为。两者均要求症状出现在 5 岁前，且排除孤独谱系障碍，ICD-11 特别排除了 1 岁以下婴儿。诊断要点：①对照料者持续抑制性情感退缩，如痛苦时很少寻求或响应安慰；②社会和情感紊乱，包括社交反应少、积极情感有限、与照料者互动时的激惹或悲伤；③经历极度不充足的照护模式，如社会忽视、主要照料者频繁更换或不寻常成长环境，且症状行为由照顾模式引起；④不符合孤独谱系障碍；⑤症状在 5 岁前明显；⑥发育年龄至少 9 个月。若症状持续 12 个月且严重，则标注为重度。

（2）鉴别诊断：在诊断 RAD 时，需排除孤独症谱系障碍、智力障碍和抑郁障碍。孤独症谱系障碍虽有类似 RAD 的特征，但具有独特的狭窄兴趣和刻板行为特征，而 RAD 与早期社会忽视相关，其依恋行为持续被抑制。智力障碍儿童社交能力与其认知水平相吻合，而 RAD 的正性情感减少和情感退缩为主要特征，且与照护者关系无影响。抑郁障碍儿童正性情绪减少，但依恋能力未受损，与 RAD 儿童对照顾者安慰的排斥反应不同。

（3）治疗：RAD 治疗的核心是让儿童远离不良养育环境，建立稳定、有效的依恋关系。同时，为了治疗 RAD 儿童的社交和情绪障碍，可通过认知行为疗法、游戏治疗、家庭治疗、药物治疗、其他治疗等多种形式帮助孩子产生新的人际关系体验、学习新的认知、情绪调节和社交技能。药物治疗通常采用非典型抗精神病药物和情绪稳定剂减少情绪失控和敌对攻击行为，一般仅短期使用控制症状。对于有自伤、攻击行为的孩子，通常还需额外的行为矫正。

**3.脱抑制性社会参与障碍**

DSED 是一种通常起病于 5 岁之前，与生命早期的被忽视经历有关的一种社交行为异常，主要表现为超乎社会预期的、过分亲近的社交行为模式。

（1）临床表现：DSED 是一种由严重社会剥夺或忽视引起的行为模式，表现以对陌生人过度熟悉和缺乏适当的社交界限为特征。DSED 儿童在与陌生成年人互动时，会过分亲近、迅速参与互动、寻求身体接触，甚至愿意跟随他们离开，而不考虑熟悉的照护者在场。他们对熟人和陌生人不能区分，常在社交场合中不恰当地提问隐私问题，缺乏含蓄。

（2）诊断：DSED 诊断要点包括：①与陌生成年人的社交模式至少包括以下两种情况：儿童缺乏含蓄地主动接近和与陌生成年人互动；超越社交界

限、自来熟的言语或肢体行为；冒险离开不熟悉的场所而不告知照顾者；毫不犹豫地随陌生成年人离开；②上述行为是社交脱抑制表现，并非一时冲动；③儿童经历了极度不充足的照料模式，如社会忽视、主要照顾者频繁更换或不寻常的成长环境，照料模式是紊乱行为的原因；④儿童发育年龄至少9个月；⑤病程至少持续12个月。

（3）鉴别诊断：DSED与如下两种疾病进行鉴别。

1）注意缺陷多动障碍（attention deficit and hyperactivity disorder，ADHD）：患儿主要表现注意力不集中，活动增多，主要涉及学业等需要动用认知储备的领域，在社交方面一般表现正常。DSED则主要表现在社交场景中对陌生人的过分熟悉、亲近和信任的行为。

2）威廉姆斯综合征（Williams Syndrome，WS）：是一种7号染色体基因缺失导致的先天性疾病，患儿可表现出社交脱抑制的行为，但同时存在特殊面容和先天性心脏病，后者可资鉴别。

（4）治疗：由于DSED和RAD在病因上的相似性，对DSED的治疗与RAD亦相似，主要的治疗原则是帮助照顾者与患儿建立稳定、安全的依恋关系。具体治疗方法参照RAD部分。

（张 燕）

# 第五章

创伤后应激障碍的管理

第五章

# 创伤后应激障碍的管理

 建立和维系良好的医患关系

## （一）影响医患关系的因素

### 1．患者的性格特征

性格偏内向、依从性高且情绪稳定的患者可以很好地满足医师的需要，医患之间可以建立起比较融洽的关系。反之，如果性格外向、非社会化程度高或情绪不稳定的患者，不容易建立融洽的医患关系。

### 2．移情与反移情

移情作用决定患者对该医师的评价。如果患者以前对类似人物有好评，并有良好关系，患者同该医师便易于发展积极的关系。否则，便难以与该医师建立信赖关系。

### 3．压力

医师不仅需要作出正确的诊断，还要帮助患者解决其心理和社会问题。如果医师感觉能力不足时，就会对自己承担的责任感到不安、焦虑和烦恼。如果医患双方面临的矛盾过于复杂，超出了他们的心理承受能力，就可能出现情绪不稳定，从而影响医患关系。

### 4．医患沟通

医患沟通是指医患双方围绕着创伤、诊疗、健康及相关因素等主题，通过全方位的信息交流，使医患双方形成共识并建立信任合作关系。

### 5．言行举止

医师的言行举止在医患沟通中起着重要的作用。在诊疗活动中，医师的面部表情、眼神的交流、行为动作、身体姿态等都会向患者传达着某种信息。如果医师仪态不整,或表现漠不关心的态度,会使患者对医师失去信任感,影响医患关系。

### (二)建立和维系良好医患关系的要点

#### 1. 树立良好形象

在诊疗活动开始时,医患关系仍处于双方的观察和相互了解阶段,医师应注重自身行为和礼仪,以和蔼可亲的态度、亲切同情的目光,使患者消除恐惧感,树立良好的第一印象,为医患关系的建立打下坚实基础。

#### 2. 共情

共情是指医师从患者的角度理解对方的想法、感受和痛苦的敏感性和意愿。在医患关系中,共情是医患双向互动、有效沟通的最佳纽带。医师应了解患者的情感与需求,增进彼此理解、信任与良性互动,促进医患关系。

#### 3. 真诚

在良好的医患沟通过程中,医师的真诚是不可缺少的。获得患者的信任,医师需对患者诚实守信,拥有良好的工作作风,树立良好的社会形象。医师应当保证患者对病情及治疗方案的知情权,做到诚实不欺瞒,言出必行,严格遵守对患者做出的承诺,对所有患者一视同仁。

#### 4. 尊重与理解

尊重和理解患者是医患顺利沟通的关键。医师需真正了解患者的心情和需求,以真诚的态度(言谈话语、姿势、动作、眼神和表情)让患者感到自在和舒适。

医师必须对患者的隐私保密,避免患者受到二次伤害。增进相互医患之间的包容与理解。

#### 5. 倾听与陪伴

保持诊室或病房环境安静,采取舒适体位,医师认真倾听患者的心声,外化患者的心理问题,引导患者叙事,让患者尽情地主动诉说创伤经历和感受,不予评价、打断,适时予以鼓励,以同理心对待患者的境遇。

### 6. 接触与行为

医师应做到行为举止有条不紊，态度亲和。可采用一定的眼神或肢体接触与患者进行非言语沟通，当患者悲伤哭泣时，可轻拍患者肩部；当患者神情躲闪，不愿表达时，要耐心等待，予以眼神和行为鼓励。

### 7. 谨慎处理创伤经历

医师帮助患者以新的视角来看待问题，增强对自我和他人信任感和对外部世界的安全感。医师应谨言慎行，减少可能诱导患者消极的负性体验，以防加重患者的应激反应。另外，建议患者成立"互助小组"，增加彼此之间相互交流，建立安全感和信任感，从而改变被动和无助感，增强自信心。

### 8. 家庭和社会支持

医患沟通不仅包括医师和患者的沟通，还包括医师与其家庭和社会的沟通。部分患者的应激与家庭和所处的社会环境相关。如果家庭亲密度低，社会支持不足，甚至遭受歧视和偏见，都会影响患者的预后和社会适应性。在沟通中对家属应进行精神卫生知识宣传，并介绍治疗方法和效果，对于合并精神病症状或存有自伤、自杀或伤人风险的患者，需要家庭积极配合对症治疗。

（杨建立）

##  基于生物 - 心理 - 社会医学模式的评估

PTSD 的发病、转归和预后与心理社会因素密切相关，医师应当全面评估生物 - 心理 - 社会因素。

### （一）生物学层面

#### 1. 脑功能的改变

研究表明，PTSD 的生物学基础可能与前额叶功能的降低有关。与未经历创伤的个体相比，PTSD 患者脑区与情绪信息加工相关，特别是与压力、焦虑与调节相关脑区的高度激活有关。因此,借助 fMRI、fNIRS 等脑影像学技术,进一步评估患者脑功能的变化,作为辅助诊断或排除诊断与治疗的参考。

### 2. 遗传因素

双生子研究证实,同卵双生子在历经创伤之后,有较高一致性的发病倾向,高于异卵双生子。在跨代研究中发现,PTSD 的发生有家族聚集倾向。提示 PTSD 的发病,遗传的易感素质可能发挥一定作用。遗传易感性与创伤性事件的类型对 PTSD 的发生可能具有交互的叠加作用。

### 3. 年龄与性别

高龄和女性可能与 PTSD 的预后不良有关。男性患者常表现外化症状(冲动、物质滥用等),女性则为内化特征(焦虑、抑郁等)。因此,对不同性别需进行个体化的评估与治疗。

### 4. 神经生化改变

PTSD 患者的促肾上腺皮质激素释放因子(CRF)升高,24 小时尿、唾液和血液皮质醇降低,而糖皮质激素受体数量和地塞米松试验敏感性增加,从而导致 HPA 轴反馈抑制增强。

PTSD 患者的 24 小时儿茶酚胺排泄增多,可能与患者的高警觉状态相关;PTSD 患者的 5- 羟色胺系统可出现异常,血液 5- 羟色胺含量降低,多巴胺水平升高,并随症状的改善而趋于正常。

### 5. 身心健康状况

大量国内外研究显示,PTSD 患者病前的身心健康状态对疾病的严重程度和预后有较为明显的影响。一般健康状况较差、罹患慢性躯体疾病、认知功能障碍、抑郁障碍等均可能增加 PTSD 的风险,并加重 PTSD 症状。诊疗中应追溯患者既往病史,系统评估患者身心状况,以获得最佳的治疗效果。

### (二)心理学层面

### 1. 灾难化联想

灾难化联想是指对负面情况的夸大和 / 或对未来最坏情况的认知扭曲,

主要是过高估计消极的结局，或过低评价自身应对消极事件的能力。由于过分非理性地担心可能发生的事件，患者会感受到强烈的内心痛苦。

早期评估患者灾难化思维倾向，帮助患者矫正认知扭曲思维，不仅能够减轻患者当下的心理痛苦，也有益于早期康复和预后。

### 2. 康复预期与应对能力

患者对于自身康复的期望越乐观，恢复的程度越高。心理应对能力是影响康复水平的重要因素。特质应对方式问卷等量表（TCSQ）可用于评估应对策略。一般来说，采用积极的应对方式，预后较好。

### 3. 合并其他精神障碍

无论患者在 PTSD 之前存在焦虑、抑郁等病史，还是 PTSD 后发生失眠、抑郁、焦虑、强迫等，都与预后密切相关。医师应常规评估患者健康相关的生活质量、情绪和早年生活逆境等，在治疗 PTSD 的同时治疗伴发症状才能实现真正的康复。

### （三）社会学层面

### 1. 文化背景

由于各地区的文化背景的不同，同一应激源可能对不同的群体产生不同的应激反应。回避、内向、保守的性格，以及容易否认事实并予以掩盖等都不利于 PTSD 的诊断与治疗。

### 2. 教育与就业

患者教育水平低、低收入或失业与预后不良有关。这类患者社会功能恢复较困难。

### 3. 家庭和社会支持

家庭和社会支持有利于患者的康复。

（杨建立）

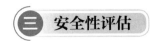

### （一）自杀风险的评估

自杀风险的评估主要是收集临床信息以判断患者自杀的风险因素,包括自杀观念及企图、自杀相关行为、自杀风险和自杀的保护因素等。个体的自杀风险基于情感状态、生活事件、危险因素的交互作用,自杀风险可能随时间的变化而不断发生变化。

自杀风险评估应包括对患者内心体验、想法、信仰、态度的评价,以及外部的人际关系、应激事件和自杀的风险因素等的评估。PTSD 合并抑郁障碍、睡眠障碍、存在早年逆境、社会支持系统差,以及妇女、儿童青少年、老年人等自杀风险高。医师须整合以上信息,构建全面的整合治疗方案。

自杀风险评估常见的量表包括贝克自杀意念量表(Beck Scale for Suicide Ideation,SIS)、哥伦比亚自杀严重程度量表(Columbia Suicide Severity Rating Scale,C-SSRS)、西恩自杀追踪量表(Sheehan-Suicidality Tracking scale,S-STS)等。

### （二）暴力风险评估

暴力行为可能是患者在精神创伤或精神疾病症状的影响下,突然发生自伤、伤人、毁物等冲动行为,以攻击行为最常见。所以要及时建立防范暴力行为的有效措施。

合并物质滥用、警觉性增高的 PTSD 患者暴力风险较高。暴力评估分为不同的等级风险,应采取相应的干预措施,可将暴力风险降低到最低限度。

（杨建立）

## （四）功能和生活质量的评估

需持续追踪 PTSD 患者的功能水平以及对生活质量的影响程度。持续评估有助于进一步了解 PTSD 的发病规律，寻找更加有效的治疗方法。

常用的 PTSD 功能障碍评估工具有世界卫生组织残疾评定量表第 2 版（World Health Organization Disability Assessment Scale-Ⅱ，WHODAS-Ⅱ）和健康调查量表 36（36-Item Short Form Health Survey，SF-36）。

世界卫生组织残疾评定量表第 2 版（WHODAS-Ⅱ）：量表包括 36 个条目，主要评估 6 个领域在过去 30 天的受损情况：理解和交流、身体移动、自我照顾、与他人相处、生活活动和社会参与，每个条目按照 5 点评分（没有困难～极重度困难）。该量表既可用于自评也可用于他评。在精神疾病患者中的克龙巴赫 $\alpha$ 系数（Cronbach's $\alpha$ coefficient）为 0.93，分量表 $\alpha$ 系数在 0.69～0.94。

健康调查量表 36（SF-36）：量表包括 36 个条目，主要适用于 14 岁以上的普通人群的健康评估。包括 9 个维度：生理功能、生理职能、身体疼痛、总体健康、活力、社会功能、情感职能、精神健康和健康变化，量表评分依据条目有所差异。中文版 SF-36 有许多版本，其中由 Li 等人翻译的中文版问卷克龙巴赫 $\alpha$ 系数为 0.39～0.88，重测信度为 0.66～0.94；Wang 等人翻译的中文版克龙巴赫 $\alpha$ 系数为 0.308～0.951，重测信度为 0.689～0.972。该量表还有 12 个条目的简版，克龙巴赫 $\alpha$ 系数为 0.48～0.81，重测信度为 0.60～0.82。

其他常用的功能量表包括大体功能评定量表（Global Assessment of Functioning）、社会和职业功能评定量表（Social and Occupational Functioning Assessment Scale）等。

PTSD 的生活质量评估常用量表包括世界卫生组织生活质量问卷（World Health Organization Quality of Life Questionnaire，WHOQOL-100）、生活质量清单（Quality of Life Inventory，QOLI）等。其中 WHOQOL-100 被认为是一个适应不同文化人群的综合性生活质量问卷，包括 100 个条目，包括躯体功能、心理功能、独立性、社会交往、生活环境和生活信念 6 个维度，克龙巴赫 $\alpha$ 系数为 0.76～0.90，具有良好的结构效度。

（陈树林）

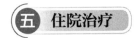

## 五 住院治疗

### （一）住院治疗原则

《中华人民共和国精神卫生法》第三十条规定："精神障碍的住院治疗实行自愿原则。诊断结论、病情评估表明，就诊者被诊断为严重精神障碍患者并有下列情形之一的，应当对其实施住院治疗：（一）已经发生伤害自身的行为，或者有伤害自身的危险的；（二）已经发生危害他人安全的行为，或者有危害他人安全的危险的。"

### （二）住院目的

住院治疗的目的是确保患者的安全，减少潜在的自杀或暴力行为发生。

### （三）注意事项

临床医师必须遵循"尊重、获益、无害"的原则，根据患者个体化进行评估、诊断与治疗，综合考虑住院治疗的利弊。在住院治疗期间，确定导致自杀或暴力行为的直接和间接因素。向患者及家属宣教该疾病的知识，取得家属的积极配合。

（杨建立）

## (六) 会诊-联络服务

PTSD 患者存在明显的警觉和唤起症状,很有可能去综合科就诊。因此,会诊-联络医疗服务是必要的环节。

精神科医生在会诊-联络医学服务中,使用精神药物时须考虑七个核心问题:①特定精神药物在某种程度上对潜在躯体疾病产生积极的影响?②特定精神药物在某种程度上对潜在躯体疾病产生负面影响?③在多大程度上可以利用药物的副作用(即受体特征)来达到额外的效果?症状效益?④药物的副作用在多大程度上对特定疾病产生反作用?⑤精神药物在多大程度上与患者已服用的其他药物产生相互作用?⑥患者可以口服药物,还是必须使用可以静脉注射的药物?⑦肝脏和/或肾脏功能是否受损,以至于药物代谢可能会降低,从而需要减少剂量?

在会诊-联络医学服务中,精神科医师还需运用简单的心理技巧来帮助患者解决痛苦问题。

1. 每个患者作为一个独立的案例,医生与患者进行讨论,鼓励其参与疾病的管理和决策。

2. 简单建议和问题解决。帮助患者解决实际问题(如赔偿和福利)可能会使患者在心理上更好地应对疾病。

3. 简单心理治疗,第一是倾听,医师应耐心倾听患者的心声。第二是表达,鼓励患者用文字或声音的描述方式,写下自己的经历,这是一种有益的宣泄方式。鼓励患者述情、反思和正常化,使患者接受和改变。

(陈树林)

## 七 监测精神状况

PTSD在治疗和康复过程中都会出现病情不稳定或波动。监测是管理过程中不可缺少的一部分。第一，鼓励患者自我监测，并在积极监测过程的每个阶段提供自我评估的相关信息，根据自评结果寻求帮助。第二，利用当地资源提供或帮助患者进入同伴支持团体。由经历过心理培训和督导的心理专家，为同伴支持团体提供一些专业指导。第三，邀请亲属成为监测人员，为他们提供筛选评估的工具和相关知识，让他们能够认识常见的心理生理反应，并获得支持途径等相关信息。第四，建立患者的诊治档案，定期记录：①新的创伤性事件，这些可能包括丧亲之痛以及工作压力或经济损失；②至少在第1年，每3个月提供一次主动监控的评估信息；③对于不能定期接受面对面访谈的患者，可通过视频或电话会议，定期评估他们的健康问题；④临床需要转诊的，建立完整的转诊治疗过程，包括药物治疗和心理治疗等，以保持治疗和管理的连续性。

（陈树林）

## 八 治疗的依从性

许多因素会影响患者治疗的依从性，包括对精神疾病治疗的信念、消耗的资源（如时间、费用）、认知损害、回避行为以及其他心理障碍。主要问题是治疗过程中的病耻感、治疗的信任感以及治疗失败的恐惧感。在症状层面，认知功能损害以及回避行为会导致治疗的脱落率。例如，心血管疾病、艾滋病可引发PTSD的患者具有更低的治疗依从性，前者主要与认知功能受损有关，而后者可能是认知功能损伤以及回避行为的影响。社会支持也是影响依从性的因素，特别是家庭成员的支持。

基于上述因素，提高依从性可从以下三方面入手：一是采用合适的治疗方案；二是增强对患者或家属的健康教育；三是让家庭成员积极参与治疗的选择。首先在治疗方面合理地选择心理和/或药物治疗方法，根据患者的病情因人而异。其次在治疗过程中重点改变患者的认知歪曲信念，特别是对于存在耻感、认知损害和回避行为的患者。

（陈树林）

## 九 健康教育

对于患者，可以提供以下几个方面的信息：介绍PTSD的症状表现以及发病原因；介绍相关的治疗方案；与家庭成员或患者建立信任关系，共同制定治疗计划（心理治疗部分）并作出承诺；提前说明在治疗过程中可能遇到的困难和阻碍，与患者和家属共同讨论如何应对它们。此外，在治疗的过程中，治疗师需要及时评估和跟踪患者的现状，就患者感到困难的部分进行坦诚讨论，从而形成医患的联盟关系。

下列的清单可作为与患者讨论的内容：①什么是创伤后应激障碍；②创伤后应激障碍的症状；③创伤后应激障碍是可治疗的；④哪些途径可以获得治疗；⑤治疗方案有哪些。

对于家属，除提供PTSD的症状、发病原因、治疗方案等环节外，可就以下问题进行沟通：①在治疗中受到阻碍和遇到困难后患者的可能反应；②良好的家庭环境有助于患者的健康行为；③作为患者的家属如何进行自我照护。这些内容有助于家庭成员及时察觉患者的心理状态变化、减少治疗脱落率、可持续获得社会支持。

（陈树林）

# 第六章

创伤后应激障碍的防治

第六章

# 创伤后应激障碍的防治

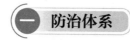

一 防治体系

　　PTSD 重在预防，遇到突发灾难事件时，应对高危人群进行早期监测，开展积极的心理援助。对早期出现的急性应激反应积极干预，以防止 PTSD 的发生。

　　2013 年《中华人民共和国精神卫生法》颁布实施，明确规定各级人民政府和县级以上人民政府有关部门制定的突发事件应急预案，应包括突发灾难事件时心理援助的框架。2015 年，国家卫生和计划生育委员会等 10 个部委和组织联合印发《全国精神卫生工作规划（2015—2020 年）》，其中要求 100% 的省（区、市）、70% 的市（地、州、盟）依托现有的精神科医师、心理治疗师、社会工作者和护士等，分级组建突发事件心理危机干预队伍。

　　1991 年南京脑科医院成立了全国首家危机干预中心，之后陆续有多个省份和城市的精神卫生医疗机构在当地卫生行政部门的支持下成立了类似的中心。中国心理卫生协会于 1994 年成立了危机干预专业委员会，中华医学会精神病学分会、中国医师协会精神科医师分会等多个精神心理领域协会也相继成立了精神创伤、危机干预等专业委员会或工作组等，2019 年中国医学救援协会下设了心理救援分会。这些协/学会机构日常主要开展危机干预的学术交流、人员培训、行业标准制定等工作，紧急情况时，由行政部门统一协调参与心理救援工作。

（马　宁）

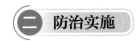 **防治实施**

### （一）整体部署

重大灾难时的心理危机干预工作应由各省、自治区、直辖市应对灾难事件的领导小组、指挥部统一领导，将其纳入灾难事件应急救援的整体部署，并提供必要的组织和经费保障。全国精神卫生、心理健康相关学/协会可以发动具有灾后心理危机干预有经验的专家，组建心理救援专家组提供技术指导。在卫生健康行政部门统一协调下，有序开展紧急心理危机干预和心理疏导工作，并根据整体应急救援工作的部署和推进情况，及时调整心理危机干预工作的重点，针对不同人群实施分类干预。

### （二）制定工作方案和计划

心理危机干预工作方案和计划的内容应包括：组织架构，物质准备，领导和组织者，干预目标人群的范围、数量和分类，干预和服务的数量，来源和组建，评估工具和培训方案内容和形式，工作进度，注意事项和意外情况的处理等。

开展灾后心理危机干预应本着无害性原则，保护受助者的隐私。干预内容和形式应根据受灾人群精神卫生服务需求进行评估，应明确干预的重点人群，服务应个体化、差异化。在应激急性期，首先采用"稳定情绪""放松训练""心理辅导"等技术开展心理危机援助，对较为严重的个体，应及时转介到精神卫生专业机构进行综合治疗。同时，心理危机干预活动一旦进行，应采取措施确保干预工作得到规范开展，避免二次创伤。

### （三）组建 PTSD 的防治队伍

PTSD 防治队伍的组建应遵循"预防为主、平战结合"的原则。心理危机干预队伍主要由精神科医师、心理治疗师、社会工作者、精神科护士等专业人员组成。

灾难发生后，根据具体情况可以纳入一部分职业救援人员、消防人员、军队人员、警察、其他医疗工作者、教师、学生、政府工作人员、社区工作人员、志愿者等加入心理危机干预队伍，此时精神卫生专业人员要对非专业人员进行培训，包括创伤的心理过程、基本访谈技巧、倾听技巧、处理问题的技巧等心理学、医学等方面的知识。

### （四）防治 PTSD 的宣传教育

在特大灾难发生后，防治人员要进行广泛的宣传教育，提高灾区人民的自助和互助意识，主动辨别自身的 PTSD 相关症状并及早就医。宣传教育可以通过电视、广播、海报、宣传画、热线电话、网站等媒介，以及讲座、义诊等形式进行，为受灾群众提供 PTSD 相关科普书籍、报纸、杂志、小册子等。

（马　宁）

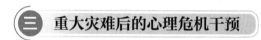

## 三　重大灾难后的心理危机干预

危机（crisis）是指个体面临一些突发的、超出个人正常应对能力事件的一种反应状态，又称为危机反应。

### （一）心理危机干预的基本程序

#### 1．出发前准备

（1）了解灾区基本情况，包括灾难类型、伤亡人数、道路、天气、通讯和物资供应等；了解目前政府救援计划和实施情况等。

（2）复习灾难引起的主要躯体损伤的基本医疗救护知识和技术，例如骨折伤员的搬运、创伤止血等。

（3）明确即将开展干预的地点，准备好交通地图。

（4）初步估计干预对象及其分布和数量。

（5）制定初步的干预方案／实施计划。

（6）对没有灾难心理危机干预经验的队员，进行紧急心理危机干预培训。

（7）准备宣传手册及简易评估工具，熟悉主要干预技术。

（8）做好团队食宿的计划和准备，包括队员自用物品、常用药品的配备等。

（9）外援心理援助医疗队在到达灾区之前，尽量与当地联络人进行沟通，了解灾区情况，做到心中有数。

**2. 现场工作流程**

（1）接到任务后按时间到达指定地点，接受当地救灾指挥部指挥，熟悉灾情，确定工作目标人群和场所。

（2）已有心理危机干预方案的地方，按照方案开展干预；没有心理危机干预方案的地方，抓紧制定干预方案。

（3）使用简易评估工具，对干预的对象进行筛查，确定重点人群。

（4）根据评估结果，对心理应激反应较重的人员及时进行初步心理干预。

（5）对筛选有急性心理应激反应的人员进行治疗及随访。

（6）对救灾工作的组织者、社区干部、救援人员采取集体讲座、个体辅导、集体心理干预等措施，教授他们简单的沟通技巧、自身心理保健方法等。

**（二）心理危机干预的技术**

**1. 创伤性事件（心理应激源）的筛查**

按照优先等级依次筛查。

（1）身体严重伤残，如截肢等。

（2）丧失亲人。

（3）现场的目击者。

（4）社会支持不足，如无人陪伴等。

（5）重大经济损失。

## 2.应激反应的筛查

（1）躯体反应：睡眠障碍、食欲缺乏、胃肠胀气、呃气反酸、心慌胸闷、全身紧张、乏力、身体不适感等。

（2）认知问题：固执己见，注意力狭窄、注意力难以集中，思维逻辑不清晰、决策困难、记忆力下降，心因性遗忘等。

（3）情绪反应：麻木、恐惧、抱怨、自责、易发脾气、表情痛苦、容易哭泣、缺乏兴趣等。

（4）行为反应：惊吓反应、言语动作增多、少语少动、接触被动、逃避等。

（5）精神症状：如焦虑、抑郁、幻觉、妄想、兴奋冲动、自杀企图、意识障碍等。

（6）性格改变：与平时的性格有明显的不同，如过度活跃或经常独处、不与人交流。

心理危机干预的三大原则：压力的疏导；应激反应的正常化；提供支持资源。

（马　宁）

# 第七章

创伤后应激障碍的未来需求

# 7

第七章

# 创伤后应激障碍的未来需求

　　创伤后应激障碍的未来研究，第一，需要对病因学进行研究。尽管PTSD与创伤性事件有关，但其具体的发病机制并不明确。未来的研究需要深入探讨遗传因素、生物化学因素、环境因素等在PTSD发病中的作用，以及这些因素之间的相互影响。此外，还需要研究不同人群（如儿童、青少年、老年人等）在创伤暴露后的反应差异，以揭示PTSD的易感因素和保护因素。

　　第二，发展有效的评估工具。目前PTSD的诊断主要依赖于病史、应激源和临床症状，评估工具作为参考。未来研究需要发展更为灵敏和特异的生物学标志物或神经心理学指标，以便早期识别PTSD风险并得到及时干预。此外，还需要针对不同文化背景和人群特点，开发适合当地使用的评估工具，提高评估与诊断的准确性和可及性。

　　第三，需要创新治疗方法。目前PTSD的治疗方法主要包括心理治疗、药物治疗和物理治疗等，但仍有部分患者对这些治疗反应不佳。未来研究需要探索新的治疗方法和手段，如基于虚拟现实技术的暴露脱敏疗法、数字疗法等，为患者提供更多有效的治疗选择。

　　第四，PTSD研究涉及精神病学、心理学、神经科学、社会学等多个学科领域。未来研究需要加强跨学科合作，整合各方资源，共同攻克PTSD中的难题。此外，还需要推动产、学、研一体化，加快科研成果的转化和应用，为PTSD患者提供更好的医疗服务。

　　第五，需要关注长期预后和康复。PTSD患者的长期预后和康复是一个值得关注的问题。未来研究需要关注患者在治疗后的生活质量、社会功能恢复状况，以及复发和共病的风险。同时，还需要探索有效的康复干预措施，帮助患者重建社会支持网络，提高应对压力的能力，促进全面康复。通过加强宣传教育，提高公众对 PTSD 的认识和重视程度，有助于早期发现和干预。此外，还需要关注创伤性事件发生后的应急援助工作，为受灾人群提供及时、有效的心理支持和物质保障，以降低 PTSD 的发生。同时，未来还需要关注阈下创伤后应激障碍，特别是对其进行早期识别与干预等，延缓其进展为 PTSD 的疾病状态。

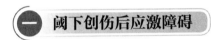

# 一 阈下创伤后应激障碍

阈下创伤后应激障碍（subthreshold PTSD）是指个体在经历创伤性事件后，表现出 PTSD 的部分症状，但未达到 DSM-5 中 PTSD 的全部诊断标准。这类患者往往因为症状不够典型或未达到一定的严重程度而被忽视，但其心理健康和功能同样受到一定影响。

## （一）临床表现

阈下 PTSD 的临床症状包括创伤再体验、警觉性增高、回避或麻木等症状。但症状的持续时间和频率未达到 PTSD 的诊断标准要求。此外，阈下 PTSD 患者还可能出现 PTSD 的相关症状，如睡眠障碍、抑郁、焦虑等。这些症状可能单独出现，也可能同时发生，需要进行仔细分析判断，确定是原发的还是继发的症状。

## （二）诊断

由于阈下 PTSD 的症状表现不十分典型，诊断与评估存在一定难度。临床医师需要详细的病史询问、症状评估以及心理测试等，全面了解患者的症状和心理状态。同时，还需要结合患者的日常生活和工作环境等因素，进行综合分析和判断。在评估过程中，医师还需要注意排除类似症状的其他精神障碍,如抑郁障碍、焦虑障碍等。

## (三)干预措施

阈下 PTSD 的干预需要综合治疗,可参考 PTSD 的治疗方法,选择合适的心理和药物治疗,并进行长期的随访和监测,以防止阈下 PTSD 发展为PTSD。

### 1.药物干预

参见本书第三章中"药物治疗"部分的内容。

### 2.心理治疗

包括认知行为疗法、心理动力疗法和支持性心理疗法。暴露疗法是一种有效的治疗阈下 PTSD 的方法。此外,还可以使用其他治疗方法,如放松训练、生物反馈、认知重建等。在干预过程中,需要为患者提供足够的支持和鼓励,帮助他们逐渐克服心理障碍,恢复心理功能。同时,家庭和社会的支持也有助于患者更好地应对症状,减轻压力。

## (四)阈下创伤后应激障碍的未来需求

### 1.诊断标准与评估工具的完善

阈下 PTSD 的症状不是十分典型,现有的评估工具无法完全涵盖阈下PTSD 的问题,未来需要研发精准、客观的评估工具。同时还需要关注评估工具的可行性和实用性,以便在临床实践中广泛应用。此外,随着科技的发展,人工智能、数字化新技术为阈下 PTSD 的评估提供可能。

### 2.病因与病理机制的探究

未来的研究需要利用先进的遗传学技术、神经影像学技术和分子生物学技术等更深入地理解阈下 PTSD 的病因,揭示这些因素在阈下 PTSD 发病中的具体作用机制和交互作用。采用多模态数据融合技术、网络分析技术等,来构建阈下 PTSD 发病的复杂网络模型,并揭示其中的关键节点和调控机制。同时,我们还需要关注不同人群在阈下 PTSD 发病中的差异和共性,包括性别、年龄、文化背景、社会支持等因素对 PTSD 发病的影响。未来研究需要利用跨文化研究、群体差异研究等方法,来探讨这些因素对阈下PTSD的发病作用。

### 3.发展个体化治疗策略

为满足不同患者的需求。采用不同的治疗方法(如心理治疗、药物治疗、物理治疗等)评估对阈下PTSD患者的效果,并探索其可能的组合应用效果。

### 4.早期干预与预防策略

研究如何早期识别阈下PTSD的高危人群,并制定早期的干预策略,以降低发展为PTSD的风险。探索有效的预防策略,如心理教育、创伤后应对技能培训等。

### 5.做好跨学科合作与整合

为阈下PTSD患者需要提供长期的综合康复支持和心理援助,多学科会诊讨论,以帮助他们更好地应对创伤性事件并恢复社会功能。

(邹韶红)

 ## 二　药物、心理和物理治疗的未来需求

### (一)药物治疗的未来需求

目前大多指南推荐聚焦创伤的心理治疗作为PTSD的一线治疗。然而,有一些患者并没有从这些心理治疗中受益,且研究提示在退伍军人中应答率较低,许多患者仍持续出现PTSD症状。此外,心理治疗很难传播,因为培训心理治疗师的负担较大,时间较长,成本较高。因此,目前PTSD对药物治疗仍有很大的需求,但其选择相当有限,只有两种选择性5-羟色胺再摄取抑制剂(SSRI)——帕罗西汀和舍曲林,被美国食品药品监督管理局(FDA)批准。但是,许多PTSD患者使用SSRI后症状并未见明显的缓解。

一项 Meta 分析表明，SSRI 治疗 PTSD 的疗效确实比聚焦创伤的心理治疗欠佳。虽然其他药物，包括抗精神病药物、心境稳定剂和苯二氮䓬类药物等也常用于治疗 PTSD，但其疗效并未在随机对照试验中得到充分的证实。因此，开发新的 PTSD 治疗药物很有必要。许多临床试验已经对单独药物或联合心理治疗进行试验，但大多都未见明显结果。

美金刚是 N- 甲基 -D- 天冬氨酸（NMDA）受体拮抗剂，已被批准并广泛用于治疗阿尔茨海默病（Alzheimer's disease，AD）。NMDA 受体在学习和记忆中起着关键作用，这表明它可能会影响 PTSD 的病理生理。在啮齿动物研究中，美金刚显著增加了海马神经细胞的发生。此外，在恐惧记忆形成后，成年小鼠每周接受 1 次美金刚治疗，持续 4 周后可促进恐惧记忆的消除。动物模型的研究结果表明，独立使用美金刚治疗 PTSD 患者是有效的。一项为期 12 周的开放性临床试验研究了美金刚治疗 PTSD 的有效性和安全性，研究结果显示美金刚可以显著减轻女性 PTSD 患者的症状，同时患者的抑郁和焦虑症状也有所缓解。虽然该研究是初步的，但这一发现填补了 PTSD 药物治疗效果不佳的状况，表明美金刚可能是一个有效的治疗选择，其效应大小与目前治疗 PTSD 的主要药物相当，患者对该药物具有良好的耐受性。同时，该研究还发现美金刚可改善患者的闪回症状，但 Ramaswamy 等人针对退伍军人 PTSD 的研究并没有观察到美金刚对该症状维度有显著影响，可能美金刚对一般人群比退伍军人作用显著。

目前美金刚只被批准治疗中重度老年痴呆患者，它在年轻人群中的安全性在一定程度上并不清楚，且美金刚减轻 PTSD 症状的机制尚不明确。因此，未来有必要进行随机对照试验，以进一步验证美金刚治疗 PTSD 的有效性和安全性。

2018 年 Brunet 等人研究了 β 受体阻滞剂普萘洛尔（心得安）对 PTSD 创伤记忆再激活的疗效。这是一项为期 6 周、双盲、安慰剂对照的随机临床试验，共有 60 例成人慢性 PTSD，在短暂记忆再激活开始前 90 分钟，服用普萘洛尔或安慰剂,每周 1 次,连续 6 周。通过意向治疗分析,采用 CAPS 和 PCL-S 量表进行评估,结果显示,与安慰剂相比,普萘洛尔在减少 PTSD 症状方面具有显著的效果。提示普萘洛尔是一种有效治疗 PTSD 的药物,但未来还需要对不同创伤人群进行长期随访和验证。

### (二)心理治疗的未来需求

PTSD 的循证治疗包括药物治疗和 / 或心理治疗,与安慰剂相比,它们似乎治疗效果更有优势。与药物治疗相比,心理治疗对 PTSD 的治疗效果更好,患者受益更持久,且脱落率通常较低。聚焦创伤的心理治疗被认为是 PTSD 的一线治疗,它需要患者暴露与创伤相关的想法、感受和情景。虽然聚焦创伤的心理治疗如暴露反应预防疗法比药物治疗更能改善 PTSD 症状,但仍有 60%～72% 的退伍军人在接受任何一种心理治疗中难以获益。有 27%～40% 的 PTSD 患者在接受聚焦创伤的心理治疗过程中因症状恶化,不得不住院治疗或中途退出治疗。到目前为止很少见到与军人相关的 PTSD 随机对照临床试验。因此,有必要开发新的心理治疗方法,以及探索与药物治疗的联合应用方法。美国一项随机双盲Ⅱ期临床试验评估了 3,4- 亚甲基二氧甲基苯丙胺(MDMA)辅助心理治疗慢性 PTSD 的有效性和安全性,结果表明一定剂量(75mg 和 125mg)的 MDMA 辅助心理治疗在减少退伍军人和急救人员的 PTSD 症状方面有效且有良好的耐受性。

### (三)物理治疗的未来研究需求

近年来关于 PTSD 的物理治疗研究显示,物理治疗对 PTSD 有一定的获益,但多数研究还处于试验阶段,达到临床应用还需要进一步的探索。尽管大量研究表明 rTMS 和 tDCS 等对 PTSD 患者有一定的治疗效果,但具体的作用机制尚不十分清楚。鉴于 PTSD 在不同精神病学诊断系统中具有高度的异质性,验证一种独特的物理治疗具有很大挑战性。在不同的研究中,物理治疗的刺激参数、部位的设置、治疗反应,以及辅助心理治疗的作用有着相当大的变化。未来有关 PTSD 物理治疗的研究需要采用标准化的刺激参数和刺激部位，并明确定义在 PTSD 亚组的治疗。鉴于许多研究提示，rTMS 联合心理治疗优于单用 rTMS 或单用心理治疗的效果，未来有关物理治疗 PTSD 的研究，将更多地探索物理治疗与心理治疗和 / 或药物治疗联合应用的疗效。

（王　振）

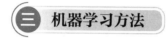

### 三　机器学习方法

近年来，机器学习的应用越来越广泛，尤其在医学和心理健康领域取得了显著进展。最初，机器学习主要应用于抑郁障碍、精神分裂症、双相障碍等诊断技术领域，随着技术的不断发展，它的应用范围在不断扩大。

#### （一）引入 PTSD 的诊断

2012 年，有学者开始尝试将机器学习引入 PTSD 领域，优化成年人 PTSD 的认知行为干预方式。这一尝试为 PTSD 的诊断和治疗带来了新的思路和方法。

#### （二）探索儿童 PTSD

2017 年，有研究尝试将机器学习概念应用于儿童 PTSD，探索与儿童 PTSD 发生的相关因素。这一研究不仅扩展了机器学习在心理健康领域的应用范围，也为儿童 PTSD 的诊断和治疗提供了新的途径。在儿童 PTSD 中，机器学习的使用应遵循"风险因素的探索—预测转归结局—验证或选择治疗方案"的路径。首先通过探索风险因素，将相关因素作为机器学习的靶点，用以识别和诊断 PTSD。然后根据长期追踪的结果预测转归结局，最后验证治疗方法的有效性。

#### （三）机器学习的应用

##### 1．提高诊断准确性

使用机器学习模型可以提高 PTSD 的诊断准确性，减少误诊和漏诊。

通过使用深度学习模型，可以更好地理解和模拟 PTSD 患者的心理过程。从而提供更有针对性的支持和帮助，促进他们的心理健康。

### 2．个性化治疗

机器学习模型有助于开发个性化的治疗方案，针对每个患者的独特情况进行调整。通过机器学习，我们可以更准确地预测 PTSD 复发的风险，从而提前采取干预措施。

### 3．处理 PTSD 的复杂问题

强化学习是一种机器学习方法。这种方法特别适合处理复杂、动态的环境，这可能对 PTSD 的处理有帮助。集成学习是通过结合多个模型的优点来提高模型性能的一种方法。这种方法可以结合不同的机器学习技术，如决策树、支持向量机、神经网络等，处理 PTSD 的复杂问题。

### 4．处理 PTSD 相关的问题

迁移学习是将在一个任务上学到的知识，应用到另一个任务上的方法。这种方法有助于利用已有的知识来处理 PTSD 相关的新问题。

### （四）机器学习的优势

从实践上，机器学习应用于临床将有助于节约人力成本和医疗资源。同时机器学习用于 PTSD 的早期预测和干预，可以降低疾病恶化的风险。对于儿童而言，机器学习用于 PTSD 的诊断，可以减少对生命周期发展的影响，降低 PTSD 的疾病负担。

此外，机器学习应用于心理健康人群，也有利于提高群体健康水平，例如发生自然灾害，引入机器学习方法将大范围解决群体的 PTSD 识别，优化救援行动的布局。随着未来我国医疗大健康产业的发展，机器学习方法将在精神病学领域发挥巨大的潜力。

（邹韶红）

# 附录

## 循证证据的检索、合成与评价方法

# 附录

# 循证证据的检索、合成与评价方法 _____

## 一 证据检索

基于药物治疗、心理治疗、物理治疗和其他治疗等四类治疗措施，证据评价组根据 PICO 原则对其进行解构，系统检索中国知网、万方数据、中国生物医学文献数据库、PubMed、Embase 和 The Cochrane Library 数据库，检索时限至 2023 年 6 月 8 日。

## 二 文献纳入和排除标准

纳入标准：①研究设计：系统评价、Meta 分析、网状 Meta 分析、系统评价再评价。②人群：根据国家或国际公认的诊断标准，确诊为 PTSD 的患者，不对患者的年龄、性别、并发症等条件做限制。如果研究关注多种患者，纳入 PTSD 患者比例超过 80%；或具有 PTSD 亚组分析的研究。③语言：仅纳入中、英文研究。④不限制 PTSD 治疗措施、对照措施类型和结局指标。

排除标准：范围综述（Scoping Review）、文献计量学、研究方案（Protocol）、信件、勘误、会议摘要、论文集和一次研究等。

## 三 证据筛选

使用 EndNote 管理初始检索记录，删除重复记录后，将剩余记录导入文献管理平台。由两名训练有素的证据评价组成员根据纳入排除标准独立筛选每条记录的标题和摘要，并纳入任何可能符合条件的记录。然后下载纳入研究的全文，并由以上两位成员独立筛选以进一步确定是否符合标准。最后所有冲突都与第三位成员讨论并解决。

## 四 数据提取

由两名经过培训的证据评价组成员使用标准化的数据提取表独立提取相关数据。数据提取表包括：研究特征（第一作者、发表年份等）、患者特征（年龄、合并症、临床亚型等）、干预特征（具体治疗措施、剂量等）和相关结果数据。

## 五 证据质量评价

使用 AMSTAR 对纳入的 Meta 分析进行方法学质量评价，使用 CERQual 对纳入的定性系统评价进行方法学质量评价。评价过程由两位证据评价组成员独立完成，若存在冲突与第三位成员讨论并解决。

## 六　证据体合成

当针对同一个 PICO 有多篇系统评价或 Meta 分析时,将综合考虑研究的方法学质量、纳入研究人数、文章发表年份和结局数据是否完整等因素,选择最佳的系统评价或 Meta 分析作为证据基础。若某 PICO 证据缺乏,或存在间接性或证据体质量极低时,则补充纳入随机对照试验、观察性研究等。

## 七　证据质量分级

采用 GRADE 分级方法,基于 5 个降级因素(偏倚风险、不一致性、不精确性、间接性以及发表偏倚)和 3 个升级因素(大效应量、存在剂量 - 反应关系以及合理的混杂可增加估计效应的可信度)将证据分为高(A)、中(B)、低(C)和极低(D)确信度,并制作证据概要表呈现证据。

## 八　推荐意见的形成

证据评价组基于 GRADE 方法,在综合考虑证据质量、利弊平衡、患者偏好与价值观、可及性等因素的基础上制订推荐意见。推荐意见强度分为强推荐(1)和弱推荐(2)。形成的推荐意见经指导委员会讨论后,使用 GRADE 网格法召开 1~2 轮德尔菲共识会议对推荐意见及其强度达成共识。达成共识的规则如下:①若除了"0"以外的任何一格票数超过 50%,则视为达成,可直接确定推荐意见方向及强度;②若在"同意"一侧两格总票数或"不同意"一侧两格总票数超过 70%,亦视为达成共识,可确定推荐方向,推荐强度则直接定为"弱";③其余情况视为未达成共识,推荐意见进入下一轮投票(附表 1-1)。对于未达成共识的推荐意见,根据专家意见修改后进行第 2 轮德尔菲共识,直至达成共识。

附表 1-1　推荐意见的等级评分

| 推荐意见 | 等级评分 | |
|---|---|---|
| 强推荐(一定做) | 同意 | 2分 |
| 弱推荐(可能做) | | 1分 |
| 无明确推荐意见 | 不确定 | 0分 |
| 弱不推荐(可能不做) | 不同意 | 1分 |
| 强不推荐(一定不做) | | 2分 |

(葛　龙)

# 参考文献

1.  EL HAJJ M. Prevalence and associated factors of post-traumatic stress disorder in Lebanon: A literature review[J]. Asian J Psychiatr, 2021, 63: 102800.

2.  XI Y, CHEN R, YAN F, et al. Low post-traumatic stress disorder rate in Chinese in Beijing, China[J]. Asian J Psychiatr, 2017, 30: 79-83.

3.  SCHEIN J, HOULE C, URGANUS A, et al. Prevalence of post-traumatic stress disorder in the United States: A systematic literature review[J]. Curr Med Res Opin, 2021, 37 (12): 2151-2161.

4.  DIAMOND P R, AIRDRIE J N, HILLER R, et al. Change in prevalence of post-traumatic stress disorder in the two years following trauma: A meta-analytic study[J]. Eur J Psychotraumatol, 2022, 13 (1): 2066456.

5.  KESSLER R C, SONNEGA A, BROMET E, et al. Posttraumatic stress disorder in the National Comorbidity Survey[J]. Arch Gen Psychiatry, 1995, 52 (12): 1048-1060.

6.  DAVIDSON J R, HUGHES D, BLAZER D G, et al. Post-traumatic stress disorder in the community: An epidemiological study[J]. Psychol Med, 1991, 21 (3): 713-721.

7.  MORINA N, STAM K, POLLET T V, et al. Prevalence of depression and posttraumatic stress disorder in adult civilian survivors of war who stay in war-afflicted regions. A systematic review and meta-analysis of epidemiological studies[J]. J Affect Disord, 2018, 239: 328-338.

8.  ROSELLINI A J, DUSSAILLANT F, ZUBIZARRETA J R, et al. Predicting posttraumatic stress disorder following a natural disaster[J]. J Psychiatr Res, 2018, 96: 15-22.

9.  DAI W, LIU A, KAMINGA A C, et al. Prevalence of posttraumatic stress disorder among children and adolescents following road traffic accidents: A meta-analysis[J]. Can J Psychiatry, 2018, 63 (12): 798-808.

10. YILDIZ P D, AYERS S, PHILLIPS L. The prevalence of posttraumatic stress disorder in pregnancy and after birth: A systematic review and meta-analysis[J]. J Affect Disord, 2017, 208: 634-645.

11. LUNKENHEIMER F, GARATVA P, STEUBL L, et al. Prevalence and incidence of post-traumatic stress disorder and symptoms in people with chronic somatic diseases: A systematic review and meta-analysis[J]. Front Psychiatry, 2023, 14: 1107144.

12. HILL R. Posttraumatic stress disorder in nurses caring for patients with COVID-19[J]. Nursing, 2021, 51(7): 52-56.

13. JANIRI D, CARFÌ A, KOTZALIDIS G D, et al. Posttraumatic stress disorder in patients after severe COVID-19 infection[J]. JAMA Psychiatry, 2021, 78(5): 567-569.

14. LI Y, SCHERER N, FELIX L, et al. Prevalence of depression, anxiety and post-traumatic stress disorder in health care workers during the COVID-19 pandemic: A systematic review and meta-analysis[J]. PLoS One, 2021, 16(3): e0246454.

15. SALEHI M, AMANAT M, MOHAMMADI M, et al. The prevalence of post-traumatic stress disorder related symptoms in Coronavirus outbreaks: A systematic-review and meta-analysis[J]. J Affect Disord, 2021, 282: 527-538.

16. WHITE N, WAGNER S L, CORNEIL W, et al. Methodological correlates of variability in the prevalence of posttraumatic stress disorder in high-risk occupational groups: A systematic review and meta-regression[J]. Am J Ind Med, 2023, 66(1): 3-17.

17. HITCHCOCK C, GOODALL B, SHARPLES O, et al. Population prevalence of the posttraumatic stress disorder subtype for young children in nationwide surveys of the British general population and of children in care[J]. J Am Acad Child Adolesc Psychiatry, 2021, 60(10): 1278-1287.

18. TANG W, WANG Y, LU L, et al. Post-traumatic growth among 5195 adolescents at 8.5 years after exposure to the Wenchuan earthquake: Roles of post-traumatic stress disorder and self-esteem[J]. J Health Psychol, 2021, 26(13): 2450-2459.

19. BEN-EZRA M, KARATZIAS T, HYLAND P, et al. Posttraumatic stress disorder(PTSD) and complex PTSD(CPTSD)as per ICD-11 proposals: A population study in Israel[J]. Depress Anxiety, 2018, 35(3): 264-274.

20. BALTJES F, COOK J M, VAN KORDENOORDT M, et al. Psychiatric comorbidies in older adults with posttraumatic stress disorder: A systematic review[J]. Int J Geriatr Psychiatry, 2023, 38(6): e5947.

21. JIANG W, TIAN Y, FAN F, et al. Posttraumatic stress disorder in Chinese methamphetamine patients: Prevalence, demographics, and clinical correlates[J]. Am J Addict, 2023, 32(1): 81-84.

22. REGEL S. Post-trauma support in the workplace: The current status and practice of critical incident stress management(CISM)and psychological debriefing(PD)within organizations in the UK[J]. Occup Med(Lond), 2007, 57(6): 411-416.

23. FORBES D, CREAMER M, PHELPS A, et al. Australian guidelines for the treatment of adults with acute stress disorder and post-traumatic stress disorder[J]. Aust N Z J Psychiatry, 2007, 41(8): 637-648.

24. NASH W P, WATSON P J. Review of VA/DOD clinical practice guideline on

management of acute stress and interventions to prevent posttraumatic stress disorder[J]. J Rehabil Res, 2012, 49(5): 637-648.

25. BANDELOW B, SHER L, BUNEVICIUS R, et al. Guidelines for the pharmacological treatment of anxiety disorders, obsessive-compulsive disorder and posttraumatic stress disorder in primary care[J]. Int J Psychiatry Clin Pract, 2012, 16(2): 77-84.

26. BANDELOW B, ALLGULANDER C, BALDWIN D S, et al. World Federation of Societies of Biological Psychiatry(WFSBP)guidelines for treatment of anxiety, obsessive-compulsive and posttraumatic stress disorders-Version 3. Part II: OCD and PTSD[J]. World J Biol Psychiatry, 2023, 24(2): 118-134.

27. BANDELOW B, BALDWIN D, ABELLI M, et al. Biological markers for anxiety disorders, OCD and PTSD: A consensus statement. Part II: Neurochemistry, neurophysiology and neurocognition[J]. World J Biol Psychiatry, 2017, 18(3): 162-214.

28. GAEBEL W, GROβIMLINGHAUS I, MUCIC D, et al. EPA guidance on eMental health interventions in the treatment of posttraumatic stress disorder(PTSD)[J]. Eur Psychiatry, 2017, 41: 140-152.

29. Post-traumatic stress disorder(NG116). National Institute for Health and Care Excellence (NICE)Guideline[J/OL]. (2018-12-05)[2024-07-16]. www.nice.org.uk/guidance/ ng116.

30. PHELPS A J, LETHBRIDGE R, BRENNAN S, et al. Australian guidelines for the prevention and treatment of posttraumatic stress disorder: Updates in the third edition[J]. Aust N Z J Psychiatry, 2022, 56(3): 230-247.

31. KESSLER R C, BERGLUND P, DEMLER O, et al. Lifetime prevalence and age-of-onset distributions of DSM-IV disorders in the National Comorbidity Survey Replication [J]. Arch Gen Psychiatry, 2005, 62(6): 593-602.

32. GILLESPIE C F, BRADLEY B, MERCER K, et al. Trauma exposure and stress-related disorders in inner city primary care patients[J]. Gen Hosp Psychiatry, 2009, 31(6): 505-514.

33. BENJET C, BROMET E, KARAM E G, et al. The epidemiology of traumatic event exposure worldwide: Results from the World Mental Health Survey Consortium[J]. Psychol Med, 2016, 46(2): 327-343.

34. HOPPEN T H, PRIEBE S, VETTER I, et al. Global burden of post-traumatic stress disorder and major depression in countries affected by war between 1989 and 2019: A systematic review and meta-analysis[J]. BMJ Glob Health, 2021, 6(7): e006303.

35. KOENEN K, RATANATHARATHORN A, NG L, et al. Posttraumatic stress disorder in the world mental health surveys[J]. Psychol Med, 2017, 47(13): 2260-2274.

36. HUANG Y, WANG Y, WANG H, et al. Prevalence of mental disorders in China: A cross-sectional epidemiological study[J]. Lancet Psychiatry, 2019, 6(3): 211-224.

37. YUNITRI N, CHU H, KANG X L, et al. Global prevalence and associated risk factors of posttraumatic stress disorder during COVID-19 pandemic: A meta-analysis[J]. Int J Nurs Stud, 2022, 126: 104136.

38. KESSLER R C, AGUILAR-GAXIOLA S, ALONSO J, et al. Trauma and PTSD in the WHO World Mental Health surveys[J]. Eur J Psychotraumatol, 2017, 8 (sup5): 1353383.

39. KESSLER R C, AGUILAR-GAXIOLA S, ALONSO J, et al. The global burden of mental disorders: An update from the WHO World Mental Health (WMH) surveys[J]. Epidemiol Psichiatr Soc, 2009, 18 (1): 23-33.

40. MCGOWAN I W. The economic burden of PTSD. A brief review of salient literature[J]. Int J Psychiatry and Mental Health, 2019, 1: 20-26.

41. MILLER P W. EMDR therapy for schizophrenia and other psychoses[M]. New York: Springer Publishing Company, 2015.

42. BARTLETT B A, IVERSON K M, MITCHELL K S. Intimate partner violence and disordered eating among male and female veterans[J]. Psychiatry Res, 2018, 260: 98-104.

43. SEAL K H, COHEN G, WALDROP A, et al. Substance use disorders in Iraq and Afghanistan veterans in VA healthcare, 2001-2010: Implications for screening, diagnosis and treatment[J]. Drug Alcohol Depend, 2011, 116 (1/2/3): 93-101.

44. LEHAVOT K, KATON J G, CHEN J A, et al. Post-traumatic stress disorder by gender and veteran status[J]. Am J Prev Med, 2018, 54 (1): e1-e9.

45. NICHTER B, NORMAN S, HALLER M, et al. Psychological burden of PTSD, depression, and their comorbidity in the U.S. veteran population: Suicidality, functioning, and service utilization[J]. J Affect Disord, 2019, 256: 633-640.

46. HANKIN C S, SPIRO A, MILLER D R, et al. Mental disorders and mental health treatment among U.S. Department of Veterans Affairs outpatients: The veterans health study[J]. American J Psychiatry, 1999, 156 (12): 1924-1930.

47. FLORY J D, YEHUDA R. Comorbidity between post-traumatic stress disorder and major depressive disorder: alternative explanations and treatment considerations[J]. Dialogues Clin Neurosci, 2015, 17 (2): 141-150.

48. CAMPBELL D G, FELKER B L, LIU C F, et al. Prevalence of depression-PTSD comorbidity: Implications for clinical practice guidelines and primary care-based interventions[J]. J Gen Intern Med, 2007, 22 (6): 711-718.

49. CHAN D, CHEADLE A D, REIBER G, et al. Health care utilization and its costs for depressed veterans with and without comorbid PTSD symptoms[J]. Psychiatr Serv, 2009, 60 (12): 1612-1617.

50. COUGLE J R, RESNICK H, KILPATRICK D G. PTSD, depression, and their

comorbidity in relation to suicidality: Cross-sectional and prospective analyses of a national probability sample of women[J]. Depress Anxiety, 2009, 26(12): 1151-1157.

51. RAMSAWH H J, FULLERTON C S, MASH H B, et al. Risk for suicidal behaviors associated with PTSD, depression, and their comorbidity in the U.S. army[J]. J Affect Disord, 2014, 161: 116-122.

52. YURTSEVER A, KONUK E, AKYÜZ T, et al. An eye movement desensitization and reprocessing(EMDR)group intervention for Syrian refugees with post-traumatic stress symptoms: Results of a randomized controlled trial[J]. Front Psychol, 2018, 9: 493.

53. ŠAGUD M, JAKŠIĆ N, VUKSAN-ĆUSA B, et al. Cardiovascular disease risk factors in patients with posttraumatic stress disorder(PTSD): A narrative review[J]. Psychiatr Danub, 2017, 29(4): 421-430.

54. VAN DER KOLK B. The body keeps the score: Brain, mind, and body in the healing of trauma[M]. London: Penguin Books, 2015.

55. COPPENS E, VAN WAMBEKE P, MORLION B, et al. Prevalence and impact of childhood adversities and post-traumatic stress disorder in women with fibromyalgia and chronic widespread pain[J]. Eur J Pain, 2017, 21(9): 1582-1590.

56. MILOYAN B, BULLEY A, BANDEEN-ROCHE K, et al. Anxiety disorders and all-cause mortality: Systematic review and meta-analysis[J]. Soc Psychiatry Psychiatr Epidemiol, 2016, 51: 1467-1475.

57. DAVIS L L, SCHEIN J, CLOUTIER M, et al. The economic burden of posttraumatic stress disorder in the United States from a societal perspective[J]. J Clin Psychiatry, 2022, 83(3): 40672.

58. ROSELLINI A, LIU H, PETUKHOVA M, et al. Recovery from DSM-Ⅳ post-traumatic stress disorder in the WHO World Mental Health surveys[J]. Psychol Med, 2018, 48(3): 437-450.

59. ALONSO J, PETUKHOVA M, VILAGUT G, et al. Days out of role due to common physical and mental conditions: Results from the WHO World Mental Health surveys[J]. Mol Psychiatry, 2011, 16(12): 1234-1246.

60. ORMEL J, PETUKHOVA M, CHATTERJI S, et al. Disability and treatment of specific mental and physical disorders across the world[J]. Br J Psychiatry, 2008, 192(5): 368-375.

61. FERRY F R, BRADY S E, BUNTING B P, et al. The economic burden of PTSD in Northern Ireland[J]. Value in Health, 2015, 28(3): 191-197.

62. BULJAN N F. Burden of posttraumatic stress disorder(PTSD): Health, social, and economic impacts of exposure to the London bombings[D]. London: London School of Economics and Political Science, 2015.

63. WANG L, LI L, ZHOU X, et al. A real-world evaluation of the clinical and economic

burden of United States veteran patients with post-traumatic stress disorder[J]. Value in Health, 2016, 19(7): A524.

64. CURRAN P, MILLER P, STEVENSON M, et al. A tariff system for nervous shock: Introducing the total impact score[J]. Ir J Psychol Med, 2004, 21(2): 48-52.

65. MCCRONE P, KNAPP M, CAWKILL P. Posttraumatic stress disorder(PTSD)in the Armed Forces: Health economic considerations[J]. J Trauma Stress, 2003, 16: 519-522.

66. WANG P S, AGUILAR-GAXIOLA S, ALONSO J, et al. Use of mental health services for anxiety, mood, and substance disorders in 17 countries in the WHO world mental health surveys[J]. Lancet, 2007, 370(9590): 841-850.

67. TSAI J. Lifetime and 1-year prevalence of homelessness in the US population: Results from the national epidemiologic survey on alcohol and related conditions-Ⅲ[J]. J Public Health(Oxf), 2018, 40(1): 65-74.

68. O'TOOLE T P, JOHNSON E E, BORGIA M, et al. Population-tailored care for homeless veterans and acute care use, cost, and satisfaction: A prospective quasi-experimental trial [J]. Prev Chronic Dis, 2018, 15(2): E23.

69. DRAKE R E, SKINNER J S, BOND G R, et al. Social security and mental illness: Reducing disability with supported employment[J]. Health Aff(Millwood), 2009, 28 (3): 761-770.

70. GOLDBERG R W, LUCKSTED A, MCNARY S, et al. Correlates of long-term unemployment among inner-city adults with serious and persistent mental illness[J]. Psychiatr Serv, 2001, 52(1): 101-103.

71. HENKEL D. Unemployment and substance use: A review of the literature(1990—2010) [J]. Curr Drug Abuse Rev, 2011, 4(1): 4-27.

72. O'DONNELL M L, AGATHOS J A, METCALF O, et al. Adjustment disorder: Current developments and future directions[J]. Int J Environ Res Public Health, 2019, 16(14): 2537.

73. ATWOLI L, STEIN D J, KOENEN K C, et al. Epidemiology of posttraumatic stress disorder: Prevalence, correlates and consequences[J]. Curr Opin Psychiatry, 2015, 28 (4): 307.

74. TORTELLA-FELIU M, FULLANA M A, PÉREZ-VIGIL A, et al. Risk factors for posttraumatic stress disorder: An umbrella review of systematic reviews and meta-analyses[J]. Neurosci Biobehav Rev, 2019, 107: 154-165.

75. MCFARLANE A C. Posttraumatic stress disorder: A model of the longitudinal course and the role of risk factors[J]. J Clin Psychiatry, 2000, 61(Suppl 5): 15-20.

76. SPONGIER D, WAEBER C, PANTALONI C, et al. Differential signal transduction by five splice variants of the PACAP receptor[J]. Nature, 1993, 365(6442): 170-175.

77. RESSLER K J, MERCER K B, BRADLEY B, et al. Post-traumatic stress disorder is

associated with PACAP and the PAC1 receptor[J]. Nature, 2011, 470(7335): 492-497.

78. KLENGEL T, MEHTA D, ANACKER C, et al. Allele-specific FKBP5 DNA demethylation mediates gene: Childhood trauma interactions[J]. Nat Neurosci, 2013, 16(1): 33-41.

79. WOCHNIK G M, RUEGG J, ABEL G A, et al. FK506-binding proteins 51 and 52 differentially regulate dynein interaction and nuclear translocation of the glucocorticoid receptor in mammalian cells[J]. J Biol Chem, 2005, 280(6): 4609-4616.

80. GRANGE T, CAPPABIANCA L, FLAVIN M, et al. In vivo analysis of the model tyrosine aminotransferase gene reveals multiple sequential steps in glucocorticoid receptor action[J]. Oncogene, 2001, 20(24): 3028-3038.

81. RAABE F J, SPENGLER D. Epigenetic risk factors in PTSD and depression[J]. Front Psychiatry, 2013, 4: 80.

82. STEIN M B, YUH E, JAIN S, et al. Smaller regional brain volumes predict posttraumatic stress disorder at 3 months after mild traumatic brain injury[J]. Biol Psychiatry Cogn Neurosci Neuroimaging, 2021, 6(3): 352-359.

83. OUSDAL O T, MILDE A M, HAFSTAD G S, et al. The association of PTSD symptom severity with amygdala nuclei volumes in traumatized youths[J]. Transl Psychiatry, 2020, 10(1): 288.

84. BELLEAU E L, EHRET L E, HANSON J L, et al. Amygdala functional connectivity in the acute aftermath of trauma prospectively predicts severity of posttraumatic stress symptoms[J]. Neurobiol Stress, 2020, 12: 100217.

85. STEVENS J S, KIM Y J, GALATZER-LEVY I R, et al. Amygdala reactivity and anterior cingulate habituation predict posttraumatic stress disorder symptom maintenance after acute civilian trauma[J]. Biol Psychiatry, 2017, 81(12): 1023-1029.

86. VAN ROOIJ S J, STEVENS J S, ELY T D, et al. The role of the hippocampus in predicting future posttraumatic stress disorder symptoms in recently traumatized civilians [J]. Biol Psychiatry, 2018, 84(2): 106-115.

87. MEISER-STEDMAN R. Towards a cognitive-behavioral model of PTSD in children and adolescents[J]. 2002, 5(4): 217-232.

88. PFEFFERBAUM B. Posttraumatic stress disorder in children: A review of the past 10 years[J]. J Am Acad Child Adolesc Psychiatry, 1997, 36(11): 1503-1511.

89. BOOTH-KEWLEY S, LARSON G E, HIGHFILL-MCROY R M, et al. Correlates of posttraumatic stress disorder symptoms in Marines back from war[J]. J Trauma Stress, 2010, 23(1): 69-77.

90. KOENEN K C, HARLEY R, LYONS M J, et al. A twin registry study of familial and individual risk factors for trauma exposure and posttraumatic stress disorder[J]. J Nerv

Ment Dis，2002，190（4）：209-218.

91. XUE C，GE Y，TANG B，et al. A meta-analysis of risk factors for combat-related PTSD among military personnel and veterans[J]. PLoS One，2015，10（3）：e0120270.

92. WOLFE J，KIMERLING R. Gender issues in the assessment of posttraumatic stress disorder[M]// WILSON J P，KEANE T M. Assessing psychological trauma and PTSD. New York：The Guilford Press，1997：192-238.

93. BRESLAU N，DAVIS G C，ANDRESKI P，et al. Sex differences in posttraumatic stress disorder[J]. Arch Gen Psychiatry，1997，54（11）：1044-1048.

94. BREWIN C R，ANDREWS B，VALENTINE J D，et al. Meta-analysis of risk factors for posttraumatic stress disorder in trauma-exposed adults[J]. J Consult Clin Psychol，2000，68（5）：748-766.

95. ZHANG Z，WANG W，SHI Z，et al. Mental health problems among the survivors in the hard-hit areas of the Yushu earthquake[J]. PLoS One，2012，7（10）：e46449.

96. OZER E J，BEST S R，LIPSEY T L，et al. Predictors of posttraumatic stress disorder and symptoms in adults：A meta-analysis[J]. Psychol Bull，2003，129（1）：52-73.

97. TOLIN D F，FOA E B. Sex differences in trauma and posttraumatic stress disorder：A quantitative review of 25 years of research[J]. Psychol Bull，2006，132（6）：959-992.

98. NISHITH P，MECHANIC M B，RESICK P A. Prior interpersonal trauma：The contribution to current PTSD symptoms in female rape victims[J]. J Abnorm Psychol，2000，109（1）：20-25.

99. COUGLE J R，TIMPANO K R，SACHS-ERICSSON N，et al. Examining the unique relationships between anxiety disorders and childhood physical and sexual abuse in the national comorbidity survey-replication[J]. Psychiatry Res，2010，177（1/2）：150-155.

100. LANG A J，AARONS G A，GEARITY J，et al. Direct and indirect links between childhood maltreatment，posttraumatic stress disorder，and women's health[J]. Behav Med，2008，33（4）：125-136.

101. KRAEMER G W，EBERT M H，SCHMIDT D E，et al. A longitudinal study of the effect of different social rearing conditions on cerebrospinal fluid norepinephrine and biogenic amine metabolites in rhesus monkeys[J]. Neuropsychopharmacology，1989，2（3）：175-189.

102. COPLAN J D，ANDREWS M W，ROSENBLUM L A，et al. Persistent elevations of cerebrospinal fluid concentrations of corticotropin-releasing factor in adult nonhuman primates exposed to early-life stressors：Implications for the pathophysiology of mood and anxiety disorders[J]. Proc Natl Acad Sci U S A，1996，93（4）：1619-1623.

103. FRANCIS D D，CALDJI C，CHAMPAGNE F，et al. The role of corticotropin-releasing factor：Norepinephrine systems in mediating the effects of early experience on the

development of behavioral and endocrine responses to stress[J]. Biol Psychiatry, 1999, 46(9): 1153-1166.

104. ZHANG T Y, BAGOT R, PARENT C, et al. Maternal programming of defensive responses through sustained effects on gene expression[J]. Biol Psychol, 2006, 73(1): 72-89.

105. ANDERSEN S L, TEICHER M H. Stress, sensitive periods and maturational events in adolescent depression[J]. Trends Neurosci, 2008, 31(4): 183-191.

106. BECKHAM J C, LYTLE B L, VRANA S R, et al. Smoking withdrawal symptoms in response to a trauma-related stressor among Vietnam combat veterans with posttraumatic stress disorder[J]. Addict Behav, 1996, 21(1): 93-101.

107. BARRETT D H, DOEBBELING C C, SCHWARTZ D A, et al. Posttraumatic stress disorder and self-reported physical health status among US Military personnel serving during the Gulf War period: A population-based study[J]. Psychosomatics, 2002, 43 (3): 195-205.

108. TRICKEY D, SIDDAWAY A P, MEISER-STEDMAN R, et al. A meta-analysis of risk factors for post-traumatic stress disorder in children and adolescents[J]. Clin Psychol Rev, 2012, 32(2): 122-138.

109. STANDER V A, THOMSEN C J, HIGHFILL-MCROY R M. Etiology of depression comorbidity in combat-related PTSD: A review of the literature[J]. Clin Psychol Rev, 2014, 34(2): 87-98.

110. BREMNER J D, SOUTHWICK S M, JOHNSON D R, et al. Childhood physical abuse and combat-related posttraumatic stress disorder in Vietnam veterans[J]. Am J Psychiatry, 1993, 150(2): 235-239.

111. MCLAUGHLIN K A, BERGLUND P, GRUBER M J, et al. Recovery from PTSD following hurricane Katrina[J]. Depress Anxiety, 2011, 28(6): 439-446.

112. LIU H, PETUKHOVA M V, SAMPSON N A, et al. Association of DSM-Ⅳ posttraumatic stress disorder with traumatic experience type and history in the World Health Organization World Mental Health Surveys[J]. JAMA Psychiatry, 2017, 74(3): 270-281.

113. ZOHAR J, JUVEN-WETZLER A, SONNINO R, et al. New insights into secondary prevention in post-traumatic stress disorder[J]. Dialogues Clin Neurosci, 2011, 13(3): 301-309.

114. CARAMANICA K, BRACKBILL R M, STELLMAN S D, et al. Posttraumatic stress disorder after Hurricane Sandy among persons exposed to the 9/11 disaster[J]. Int J Emerg Ment Health, 2015, 17(1): 356-362.

115. FOSSION P, LEYS C, KEMPENAERS C, et al. Beware of multiple traumas in PTSD assessment: The role of reactivation mechanism in intrusive and hyper-arousal symptoms[J]. Aging Ment Health, 2015, 19(3): 258-263.

116. DUNMORE E, CLARK D M, EHLERS A. A prospective investigation of the role of cognitive factors in persistent posttraumatic stress disorder(PTSD) after physical or sexual assault[J]. Behav Res Ther, 2001, 39(9): 1063-1084.

117. WIKMAN A, MOLLOY G J, RANDALL G, et al. Cognitive predictors of posttraumatic stress symptoms six months following acute coronary syndrome[J]. Psychol Health, 2011, 26(8): 974-988.

118. POLUSNY M A, ERBES C R, MURDOCH M, et al. Prospective risk factors for new-onset post-traumatic stress disorder in National Guard soldiers deployed to Iraq[J]. Psychol Med, 2011, 41(4): 687-698.

119. KESSLER R C, ROSE S, KOENEN K C, et al. How well can post-traumatic stress disorder be predicted from pre-trauma risk factors? An exploratory study in the WHO World Mental Health Surveys[J]. World Psychiatry, 2014, 13(3): 265-274.

120. SHALEV A Y, GEVONDEN M, RATANATHARATHORN A, et al. Estimating the risk of PTSD in recent trauma survivors: Results of the International Consortium to Predict PTSD(ICPP)[J]. World Psychiatry, 2019, 18(1): 77-87.

121. GALATZER-LEVY I R, MA S, STATNIKOV A, et al. Utilization of machine learning for prediction of post-traumatic stress: A re-examination of cortisol in the prediction and pathways to non-remitting PTSD[J]. Transl Psychiatry, 2017, 7(3): e0.

122. BRYANT R A, O'DONNELL M L, CREAMER M, et al. A multisite analysis of the fluctuating course of posttraumatic stress disorder[J]. JAMA Psychiatry, 2013, 70(8): 839-846.

123. ALZOUBI K H, AL SUBEH Z Y, KHABOUR O F. Molecular targets for the interactive effect of etazolate during post-traumatic stress disorder: Role of oxidative stress, BDNF and histones[J]. Behav Brain Res, 2019, 369: 111930.

124. AMSTERDAM A, SASSON R. The anti-inflammatory action of glucocorticoids is mediated by cell type specific regulation of apoptosis[J]. Mol Cell Endocrinol, 2002, 189(1/2): 1-9.

125. BAM M, YANG X M, ZHOU J H, et al. Evidence for epigenetic regulation of pro-inflammatory cytokines, interleukin-12 and interferon gamma, in peripheral blood mononuclear cells from PTSD patients[J]. J Neuroimmune Pharmacol, 2016, 11(1): 168-181.

126. BIERER L M, BADER H N, DASKALAKIS N P, et al. Intergenerational effects of maternal holocaust exposure on FKBP5 methylation[J]. Am J Psychiatry, 2020, 177(8): 744-753.

127. BIERHAUS A, WOLF J, ANDRASSY M, et al. A mechanism converting psychosocial stress into mononuclear cell activation[J]. Proc Natl Acad Sci U S A, 2003, 100(4):

1920-1925.

128. BLACKER C J, FRYE M A, MORAVA E, et al. A review of epigenetics of PTSD in comorbid psychiatric conditions[J]. Genes, 2019, 10(2): 140.

129. BLACK N, STOCKINGS E, CAMPBELL G, et al. Cannabinoids for the treatment of mental disorders and symptoms of mental disorders: A systematic review and meta-analysis[J]. Lancet Psychiatry, 2019, 6(12): 995-1010.

130. BREMNER J D, LICINIO J, DARNELL A, et al. Elevated CSF corticotropin-releasing factor concentrations in posttraumatic stress disorder[J]. Am J Psychiatry, 1997, 154 (5): 624-629.

131. BRUNET A, SAUMIER D, LIU A H, et al. Reduction of PTSD symptoms with pre-reactivation propranolol therapy: A randomized controlled trial[J]. Am J Psychiatry, 2018, 175(5): 427-433.

132. BRYANT R A. Post-traumatic stress disorder: A state-of-the-art review of evidence and challenges[J]. World Psychiatry, 2019, 18(3): 259-269.

133. BUCKLEY T C, BLANCHARD E B, NEILL W T. Information processing and PTSD: A review of the empirical literature[J]. Clin Psychol Rev, 2000, 20(8): 1041-1065.

134. CHEN Y L, TONG L, CHEN Y, et al. MiR-153 downregulation alleviates PTSD-like behaviors and reduces cell apoptosis by upregulating the Sigma-1 receptor in the hippocampus of rats exposed to single-prolonged stress[J]. Exp Neurol, 2022, 352: 114034.

135. COHEN H, MATAR M A, BUSKILA D, et al. Early post-stressor intervention with high-dose corticosterone attenuates posttraumatic stress response in an animal model of posttraumatic stress disorder[J]. Biol Psychiatry, 2008, 64(8): 708-717.

136. DASKALAKIS N P, PROVOST A C, HUNTER R G, et al. Noncoding RNAs: Stress, glucocorticoids, and posttraumatic stress disorder[J]. Biol Psychiatry, 2018, 83(10): 849-865.

137. DE BOSSCHER K, VANDEN BERGHE W, HAEGEMAN G. The interplay between the glucocorticoid receptor and nuclear factor-κB or activator protein-1: Molecular mechanisms for gene repression[J]. Endocr Rev, 2003, 24(4): 488-522.

138. DELAHANTY D L, RAIMONDE A J, SPOONSTER E. Initial posttraumatic urinary cortisol levels predict subsequent PTSD symptoms in motor vehicle accident victims[J]. Biol Psychiatry, 2000, 48(9): 940-947.

139. DONADON M F, MARTIN-SANTOS R, OSÓRIO F L. The associations between oxytocin and trauma in humans: A systematic review[J]. Front Pharmacol, 2018, 9: 154.

140. DUNLOP B W, WONG A. The hypothalamic-pituitary-adrenal axis in PTSD: Pathophysiology and treatment interventions[J]. Prog Neuropsychopharmacol Biol

Psychiatry, 2019, 89: 361-379.

141. FENSTER R J, LEBOIS L A M, RESSLER K J, et al. Brain circuit dysfunction in post-traumatic stress disorder: From mouse to man[J]. Nat Rev Neurosci, 2018, 19(9): 535-551.

142. GARFINKEL S N, ABELSON J L, KING A P, et al. Impaired contextual modulation of memories in PTSD: An fMRI and psychophysiological study of extinction retention and fear renewal[J]. J Neuroscience, 2014, 34(40): 13435-13443.

143. GREFF M J E, LEVINE J M, ABUZGAIA A M, et al. Hair cortisol analysis: An update on methodological considerations and clinical applications[J]. Clin Biochem, 2019, 63: 1-9.

144. GIRIDHARAN V V, THANDAVARAYAN R A, FRIES G R, et al. Newer insights into the role of miRNA a tiny genetic tool in psychiatric disorders: Focus on post-traumatic stress disorder[J]. Translational Psychiatry, 2016, 6(11): e954.

145. GUARDADO P, OLIVERA A, RUSCH H L, et al. Altered gene expression of the innate immune, neuroendocrine, and nuclear factor-kappa B (NF-κB) systems is associated with posttraumatic stress disorder in military personnel[J]. J Anxiety Disord, 2016, 38: 9-20.

146. HAMMOND S M. An overview of microRNAs[J]. Adv Drug Deliv Rev, 2015, 87: 3-14.

147. HENDRICKSON R C, RASKIND M A. Noradrenergic dysregulation in the pathophysiology of PTSD[J]. Exp Neurol, 2016, 284(Pt B): 181-195.

148. HINOJOSA C A, KAUR N, VANELZAKKER M B. Cingulate subregions in posttraumatic stress disorder, chronic stress, and treatment[J]. Handb Clin Neurol, 2019, 166: 355-370.

149. HORI H, KIM Y. Inflammation and post-traumatic stress disorder[J]. Psychiatry Clin Neurosci, 2019, 73(4): 143-153.

150. JONES M E, SILLIVAN S E, JAMIESON S, et al. MicroRNA mir-598-3p mediates susceptibility to stress enhancement of remote fear memory[J]. Learn Mem, 2019, 26 (9): 363-372.

151. JOVANOVIC T, KAZAMA A, BACHEVALIER J, et al. Impaired safety signal learning may be a biomarker of PTSD[J]. Neuropharmacology, 2012, 62(2): 695-704.

152. KANG H J, YOON S, LEE S, et al. FKBP5-associated miRNA signature as a putative biomarker for PTSD in recently traumatized individuals[J]. Sci Rep, 2020, 10(1): 3353.

153. KAPLAN G B, LAKIS G A, ZHOBA H. Sleep-wake and arousal dysfunctions in post-traumatic stress disorder: Role of orexin systems[J]. Brain Res Bull, 2022, 186: 106-122.

154. KOSTEN T R, MASON J W, GILLER E L, et al. Sustained urinary norepinephrine and epinephrine elevation in post-traumatic stress disorder[J]. Psychoneuroendocrinology, 1987, 12(1): 13-20.

155. LANIUS R A, VERMETTEN E, LOEWENSTEIN R J, et al. Emotion modulation in PTSD: Clinical and neurobiological evidence for a dissociative subtype[J]. Am J Psychiatry, 2010, 167(6): 640-647.

156. LEE M Y, BAXTER D, SCHERLER K, et al. Distinct profiles of cell-free microRNAs in plasma of veterans with post-traumatic stress disorder[J]. J Clin Med, 2019, 8(7): 963.

157. LI C T, LIU Y, LIU D X, et al. Dynamic alterations of miR-34c expression in the hypothalamus of male rats after early adolescent traumatic stress[J]. Neural Plasticity, 2016, 2016: 5249893.

158. LIN Q, WEI W, COELHO C M, et al. The brain-specific microRNA miR-128b regulates the formation of fear-extinction memory[J]. Nat Neurosci, 2011, 14(9): 1115-1117.

159. LIBERZON I, ABELSON J L. Context processing and the neurobiology of post-traumatic stress disorder[J]. Neuron, 2016, 92(1): 14-30.

160. LISSEK S, VAN MEURS B. Learning models of PTSD: Theoretical accounts and psychobiological evidence[J]. Int J Psychophysiology, 2015, 98(3 Pt 2): 594-605.

161. MATSUMOTO Y, MORINOBU S, YAMAMOTO S, et al. Vorinostat ameliorates impaired fear extinction possibly via the hippocampal NMDA-CaMKII pathway in an animal model of posttraumatic stress disorder[J]. Psychopharmacology(Berl), 2013, 229(1): 51-62.

162. MAUREL O M, TORRISI S A, BARBAGALLO C, et al. Dysregulation of miR-15a-5p, miR-497a-5p and miR-511-5p is associated with modulation of BDNF and FKBP5 in brain areas of PTSD-related susceptible and resilient mice[J]. Int J Mol Sci, 2021, 22(10): 5157.

163. MAYMON N, ZER-AVIV T M, SABBAN E L, et al. Neuropeptid Y and cannabinoids interaction in the amygdala after exposure to shock and reminders model of PTSD[J]. Neuropharmacology, 2020, 162: 107804.

164. MEHTA D, BRUENIG D, CARRILLO-ROA T, et al. Genomewide DNA methylation analysis in combat veterans reveals a novel locus for PTSD[J]. Acta Psychiatr Scand, 2017, 136(5): 493-505.

165. MEHTA D, PELZER E S, BRUENIG D, et al. DNA methylation from germline cells in veterans with PTSD[J]. J Psychiatric Res, 2019, 116: 42-50.

166. MINASSIAN A, MAIHOFER A X, BAKER D G, et al. Association of prede-ployment heart rate variability with risk of postdeployment posttraumatic stress disorder in active-duty marines[J]. JAMA Psychiatry, 2015, 72(10): 979-986.

167. MORRISON F G, MILLER M W, LOGUE M W, et al. DNA methylation correlates of PTSD: Recent findings and technical challenges[J]. Prog Neuropsychopharmacol Biol

Psychiatry, 2019, 90: 223-234.

168. MURBURG M M, MCFALL M E, LEWIS N, et al. Plasma norepinephrine kinetics in patients with posttraumatic stress disorder[J]. Biol Psychiatry, 1995, 38(12): 819-825.

169. NAWIJN L, VAN ZUIDEN M, FRIJLING J L, et al. Reward functioning in PTSD: A systematic review exploring the mechanisms underlying anhedonia[J]. Neurosci Biobehav Rev, 2015, 51: 189-204.

170. OCHSNER K N, SILVERS J A, BUHLE J T. Functional imaging studies of emotion regulation: A synthetic review and evolving model of the cognitive control of emotion[J]. Ann N Y Acad Sci, 2012, 1251: E1-E24.

171. PASSOS I C, VASCONCELOS-MORENO M P, COSTA L G, et al. Inflammatory markers in post-traumatic stress disorder: A systematic review, meta-analysis, and meta-regression[J]. Lancet Psychiatry, 2015, 2(11): 1002-1012.

172. PERROUD N, PAOLONI-GIACOBINO A, PRADA P, et al. Increased methylation of glucocorticoid receptor gene(NR3C1)in adults with a history of childhood maltreatment: A link with the severity and type of trauma[J]. Transl Psychiatry, 2011, 1(12): e59.

173. PERUZZOLO T L, PINTO J V, ROZA T H, et al. Inflammatory and oxidative stress markers in post-traumatic stress disorder: A systematic review and meta-analysis[J]. Mol Psychiatry, 2022, 27(8): 3150-3163.

174. VARMAN D R, RAJAN K E. Environmental enrichment reduces anxiety by differentially activating serotonergic and neuropeptid Y(NPY)-ergic system in Indian field mouse(Mus booduga): An animal model of post-traumatic stress disorder[J]. PLoS One, 2015, 10(5): e0127945.

175. RAMOS-CEJUDO J, GENFI A, ABU-AMARA D, et al. CRF serum levels differentiate PTSD from healthy controls and TBI in military veterans[J]. Psychiatr Res Clin Pract, 2021, 3(4): 153-162.

176. RAMO-FERNÁNDEZ L, BOECK C, KOENIG A M, et al. The effects of childhood maltreatment on epigenetic regulation of stress-response associated genes: An intergenerational approach[J]. Sci Rep, 2019, 9(1): 983.

177. REIST C, STREJA E, TANG C C, et al. Prazosin for treatment of post-traumatic stress disorder: A systematic review and meta-analysis[J]. CNS Spectr, 2021, 26(4): 338-344.

178. SALIMINEJAD K, KHORSHIDH R K, FARD S S, et al. An overview of microRNAs: Biology, functions, therapeutics, and analysis methods[J]. J Cell Physiol, 2019, 234 (5): 5451-5465.

179. SEELEY W W, MENON V, SCHATZBERG A F, et al. Dissociable intrinsic connectivity net-works for salience processing and executive control[J]. J Neurosci,

2007, 27（9）: 2349-2356.

180. SIDDIQUI S A, SINGH S, RANJAN V, et al. Enhanced histone acetylation in the infralimbic prefrontal cortex is associated with fear extinction[J]. Cell Mol Neurobiol, 2017, 37（7）: 1287-1301.

181. SMITH M A, DAVIDSON J, RITCHIE J C, et al. The corticotropin-releasing hormone test in patients with posttraumatic stress disorder[J]. Biol Psychiatry, 1989, 26（4）: 349-355.

182. SNIJDERS C, DE NIJS L, BAKER D G, et al. MicroRNAs in post-traumatic stress disorder[J]. Curr Top Behav Neurosci, 2018, 38: 23-46.

183. SOPP M R, MICHAEL T, LASS-HENNEMANN J, et al. Longitudinal associations between hair cortisol, PTSD symptoms, and sleep disturbances in a sample of firefighters with duty-related trauma exposure[J]. Psychoneuroendocrinology, 2021, 134: 105449.

184. SPEER K E, SEMPLE S, NAUMOVSKI N, et al. HPA axis function and diurnal cortisol in post-traumatic stress disorder: A systematic review[J]. Neurobiol Stress, 2019, 11: 100180.

185. STONE L A, HARMATZ E S, GOOSENS K A. Ghrelin as a stress hormone: Implications for psychiatric illness[J]. Biol Psychiatry, 2020, 88: 531-540.

186. TAN K S, NACKLEY A G, SATTERFIELD K, et al. Beta2 adrenergic receptor activation stimulates proinflammatory cytokine production in macrophages via PKA-and NF-kappaB-independent mechanisms[J]. Cell Signal, 2007, 19（2）: 251-260.

187. VAN DEN HEUVEL L L, STALDER T, DU PLESSIS S, et al. Hair cortisol levels in posttraumatic stress disorder and metabolic syndrome[J]. Stress, 2020, 23（5）: 577-589.

188. VOLK N, PAPE J C, ENGEL M, et al. Amygdalar microRNA-15a is essential for coping with chronic stress[J]. Cell Rep, 2016, 17（7）: 1882-1891.

189. XU X F, WANG Y C, ZONG L, et al. MiR-151-5p modulates APH1a expression to participate in contextual fear memory formation[J]. RNA Biol, 2019, 16（3）: 282-294.

190. YEHUDA R. Psychoneuroendocrinology of post-traumatic stress disorder[J]. Psychiatr Clin North Am, 1998, 21（2）: 359-379.

191. YEHUDA R, DASKALAKIS N P, BIERER L M, et al. Holocaust exposure induced intergenerational effects on FKBP5 methylation[J]. Biol Psychiatry, 2016, 80（5）: 372-380.

192. YEHUDA R, HOGE C W, MCFARLANE A C, et al. Post-traumatic stress disorder[J]. Nat Rev Dis Primers, 2015, 1: 15057.

193. YEHUDA R, SIEVER L J, TEICHER M H, et al. Plasma norepinephrine and MHPG concentrations and severity of depression in combat PTSD and major depressive disorder

[J]. Biol Psychiatry，1998，44（1）：56-63.

194. YEHUDA R，SOUTHWICK S，GILLER E L，et al. Urinary catecholamine excretion and severity of PTSD symptoms in Vietnam combat veterans[J]. J Nerv Ment Dis，1992，180（5）：321-325.

195. YEHUDA R，SOUTHWICK S M，NUSSBAUM G，et al. Low urinary cortisol excretion in patients with posttraumatic stress disorder[J]. J Nerv Ment Dis，1990，178（6）：366-369.

196. YEHUDA R，TEICHER M H，TRESTMAN R L，et al. Cortisol regulation in posttraumatic stress disorder and major depression：A chronobiological analysis[J]. Biol Psychiatry，1996，40（2）：79-88.

197. YASSA M A，STARK C E. Pattern separation in the hippocampus[J]. Trends Neurosci，2011，34（10）：515-525.

198. ZHAO C，ZHOU B，CAO J J，et al. MiR-187-3p participates in contextual fear memory formation through modulating SATB2 expression in the hippocampus[J]. Neuroreport，2020，31（12）：909-917.

199. ZOHAR J，YAHALOM H，KOZLOVSKY N，et al. High dose hydrocortisone immediately after trauma may alter the trajectory of PTSD：Interplay between clinical and animal studies[J]. Eur Neuropsychopharmacol，2011，21（11）：796-809.

200. ZHOU J H，NAGARKATTI P，ZHONG Y，et al. Dysregulation in microRNA expression is associated with alterations in immune functions in combat veterans with post-traumatic stress disorder[J]. PLoS One，2014，9（4）：e94075.

201. 于学忠，周荣斌. 中华医学百科全书临床医学急诊医学[M]. 北京：中国协和医科大学出版社，2018.

202. 田博. 现代精神疾病诊疗与心理卫生[M]. 北京：科学技术文献出版社，2019.

203. 付芳. 灾后青少年灵活性与心理恢复[M]. 上海：复旦大学出版社，2017.

204. 李凌江，陆林. 精神病学[M]. 3版. 北京：人民卫生出版社，2015.

205. 关念红. 通识教育·心理健康[M]. 广州：中山大学出版社，2020：48.

206. 李丽娜. 替代性创伤的影响研究[M]. 石家庄：河北科学技术出版社，2016：75-76.

207. 梁瑞琼. 心理评估与测量学[M]. 广州：广东高等教育出版社，2016：139-142.

208. 王水轮，瞿胜，彭亮. 精神疾病的诊断和治疗[M]. 长春：吉林科学技术出版社，2019：131.

209. 张明园，何燕玲. 精神科评定量表手册[M]. 长沙：湖南科学技术出版社，2015：220-224.

210. 郭起浩. 神经心理评估[M]. 3版. 上海：上海科学技术出版社，2020：145.

211. 张云朋. 创伤后应激障碍与复杂性创伤后应激障碍的关系研究进展[J]. 心理月刊，2020，15（17）：228-229.

212. 田雨馨，伍新春，陈杰灵，等. 复杂性创伤后应激障碍：概念、评估、成因及干预[J]. 北京师范大学学报（社会科学版），2019（5）：24-36.

213. SACHSER C, BERLINER L, RISCH E, et al. The child and Adolescent Trauma Screen 2（CATS-2）-validation of an instrument to measure DSM-5 and ICD-11 PTSD and complex PTSD in children and adolescents[J]. Eur J Psychotraumatol, 2022, 13（2）: 2105580.

214. SACHSER C, BERLINER L, HOLT T, et al. International development and psychometric properties of the Child and Adolescent Trauma Screen（CATS）[J]. J Affect Disord, 2017, 210: 189-195.

215. LAU J T F, YEUNG N C Y, YU X N, et al. Validation of the Chinese version of the Children's Revised Impact of Event Scale（CRIES）among Chinese adolescents in the aftermath of the Sichuan Earthquake in 2008[J]. Compr Psychiatry, 2013, 54（1）: 83-90.

216. JIANG W, TIAN Y, FAN F, et al. Effects of comorbid posttraumatic stress disorder on cognitive dysfunction in Chinese male methamphetamine patients[J]. Prog Neuropsychopharmacology Biol Psychiatry, 2022, 119: 110611.

217. HANTKE N, ADAMSON M M, NODA A, et al. Posttraumatic stress disorder: Associated cognitive deficits on the repeatable battery for the assessment of neuropsychological status in a veteran population[J]. Fed Pract, 2021, 38（1）: 28-34.

218. HYLAND P, SHEVLIN M, BREWIN C R, et al. Validation of post-traumatic stress disorder（PTSD）and complex PTSD using the International Trauma Questionnaire[J]. Acta Psychiatr Scand, 2017, 136（3）: 313-322.

219. RODRIGUEZ P, HOLOWKA D W, MARX B P. Assessment of posttraumatic stress disorder-related functional impairment: A review[J]. J Rehabil Res Dev, 2012, 49（5）: 649-665.

220. HOOPER L M, STOCKTON P, KRUPNICK J L, et al. The development, use, and psychometric properties of the Trauma History Questionnaire[J]. J Loss Trauma, 2011, 16: 258-283.

221. WEATHERS F W, BLAKE D D, SCHNURR P P, et al. Life Events Checklist（LEC） for DSM-5[DB/OL]. （2013-10-27）[2024-07-01]. https://www.sharedfedtraining.org/external_content/2020_11_13_0913_PTSD_CAPS_5_2020_VHATrain_v3/resources/LEC_standard.pdf.

222. MARX B P, LEE D J, NORMAN S B, et al. Reliable and clinically significant change in the clinician-administered PTSD scale for DSM-5 and PTSD checklist for DSM-5 among male veterans[J]. Psychol Assess, 2022, 34（2）: 197-203.

223. WEATHERS F W, BOVIN M J, LEE D J, et al. The clinician-administered PTSD scale for DSM-5（CAPS-5）: Development and initial psychometric evaluation in military

veterans[J]. Psychol Assess, 2018, 30(3): 383-395.

224. RESNICK H S, FALSETTI S A, KILPATRICK D G, et al. Assessment of rape and other civilian trauma-related post-traumatic stress disorder: Emphasis on assessment of potentially traumatic events[M]// MILLER T M. Theory and assessment of stressful life events. New York: International Universities Press, 1996: 235-271.

225. KEANE T M, FAIRBANK J A, CADDELL J M, et al. Clinical evaluation of a measure to assess combat exposure[J]. Psychological Assessment, 1989, 1(1): 53-55.

226. BOADEN K, TOMLINSON A, CORTESE S, et al. Antidepressants in children and adolescents: Meta-review of efficacy, tolerability and suicidality in acute treatment[J]. Front Psychiatry, 2020, 11: 717.

227. KAPLOW J B, ROLON-ARROYO B, LAYNE C M, et al. Validation of the UCLA PTSD reaction index for DSM-5: A developmentally informed assessment tool for trauma-exposed youth[J]. J Am Acad Child Adolesc Psychiatry, 2020, 59(1): 186-194.

228. ROLON-ARROYO B, OOSTERHOFF B, LAYNE C M, et al. The UCLA PTSD reaction index for DSM-5 brief form: A screening tool for trauma-exposed youths[J]. J Am Acad Child Adolesc Psychiatry, 2020, 59(3): 434-443.

229. ELHAI J D, LAYNE C M, STEINBERG A M, et al. Psychometric properties of the UCLA PTSD reaction index. Part 2: Investigating factor structure findings in a national clinic-referred youth sample[J]. J Traumatic Stress, 2013, 26(1): 10-18.

230. BLEVINS C A, WEATHERS F W, DAVIS M T, et al. The posttraumatic stress disorder checklist for DSM-5(PCL-5): Development and initial psychometric evaluation[J]. J Traumatic Stress, 2015, 28(6): 489-498.

231. WEISS D S, MARMAR C R. The impact of event scale: Revised[M]// WILSON J, KEANE T M. Assessing psychological trauma and PTSD. New York: The Guilford Press, 1997: 399-411.

232. SINGH L, PIHLGREN S A, HOLMES E A, et al. Using a daily diary for monitoring intrusive memories of trauma: A translational data synthesis study exploring convergent validity[J]. Int J Methods Psychiatr Res, 2023, 32(1): e1936.

233. FONKOUE I T, MARVAR P J, NORRHOLM S, et al. Symptom severity impacts sympathetic dysregulation and inflammation in post-traumatic stress disorder(PTSD)[J]. Brain Behav Immu, 2020, 83: 260-269.

234. PRIEBE K, KLEINDIENST N, ZIMMER J, et al. Frequency of intrusions and flashbacks in patients with posttraumatic stress disorder related to childhood sexual abuse: An electronic diary study[J]. Psychol Assess, 2013, 25(4): 1370-1376.

235. JAMES E L, LAU-ZHU A, CLARK I A, et al. The trauma film paradigm as an experimental psychopathology model of psychological trauma: Intrusive memories and

beyond[J]. Clin Psychol Rev, 2016, 47: 106-142.

236. 陈茹，田文华. 自然灾害后儿童和青少年创伤后应激障碍评估量表的应用[J]. 中国社会医学杂志，2013，30(1): 53-56.

237. 王梅子，时若欢，张桂青. MoCA量表对创伤后应激障碍患者认知功能损伤的临床研究[J]. 现代预防医学，2018，45(22): 4200-4203.

238. 司徒明镜，黄颐，张毅，等. 汶川地震灾区儿童青少年心理健康状况调查及儿童版事件影响量表测量[J]. 中华精神科杂志，2009(4): 235-239.

239. 刘贤臣，马登岱，刘连启，等. 心理创伤后应激障碍自评量表的编制和信度效度研究[J]. 中国行为医学科学，1998(2): 14-17.

240. 付琳，程锦，吴苏曼，等. 加州大学洛杉矶分校创伤后应激障碍反应指数（儿童修订版）的效度和信度检验[J]. 中国心理卫生杂志，2018，32(2): 160-165.

241. 郭素然，辛自强，耿柳娜. 事件影响量表修订版的信度和效度分析[J]. 中国临床心理学杂志，2007，(1): 15-17.

242. 王庆松，谭庆荣，呼永河，等. 创伤后应激障碍[M]. 北京：人民卫生出版社，2015.

243. 贾福军，侯彩兰. 心理应激与创伤评估手册[M]. 北京：人民卫生出版社，2009.

244. WU T Y, SUN F J, TUNG K Y, et al. Reliability and validity of the chinese version of the PTSD Symptom Scale-Interview for Patients With Severe Burn in Taiwan[J]. J Burn Care Res, 2018, 39(4): 507-515.

245. LIANG Y, ZENG H, LIU Y G, et al. Prevalence of post-traumatic stress disorder after earthquakes among the elderly in China: A meta-analysis [J]. World J Emerg Med, 2021, 12(2): 137-142.

246. MAERCKER A, CLOITRE M, BACHEM R, et al. Complex post-traumatic stress disorder[J]. Lancet, 2022, 400(10345): 60-72.

247. CHRISTIANSEN D M, BERKE E T. Gender-and sex-based contributors to sex differences in PTSD[J]. Curr Psychiatry Rep, 2020, 22(4): 19.

248. 崔利军，梁光明，马弘，等. 汶川地震所致创伤后应激障碍患者的共病分析[J]. 临床精神医学杂志，2012，22(5): 313-315.

249. LONGO M S C, VILETE L M P, FIGUEIRA I, et al. Comorbidity in post-traumatic stress disorder: A population-based study from the two largest cities in Brazil[J]. J Affect Disord, 2020, 263: 715-721.

250. COMPEAN E, HAMNER M. Posttraumatic stress disorder with secondary psychotic features (PTSD-SP): Diagnostic and treatment challenges[J]. Prog Neuropsychopharmacol Biol Psychiatry, 2019, 88: 265-275.

251. ALISIC E, ZALTA A K, VAN WESEL F, et al. Rates of post-traumatic stress disorder in trauma-exposed children and adolescents: Meta-analysis[J]. Br J Psychiatry, 2014, 204: 335-340.

252. COHEN-LOUCK K, ZVI L. A model for predicting post-traumatic stress disorder due to exposure to chronic political violence: Big five personality traits, ego-resiliency, and coping[J]. J Interpers Violence, 2022, 37(23/24): NP23241-NP23261.

253. 侯彩兰, 李凌江. 创伤后应激障碍和人格特征的关系[J]. 中国心理卫生杂志, 2006, 20(4): 256-258.

254. AUXEMERY Y. Post-traumatic psychiatric disorders: PTSD is not the only diagnosis[J]. Presse Med, 2018, 47(5): 423-430.

255. LIANG Y, CHENG J, RUZEK J I, et al. Posttraumatic stress disorder following the 2008 Wenchuan earthquake: A 10-year systematic review among highly exposed populations in China[J]. J Affect Disord, 2019, 243: 327-339.

256. WOOLGAR F, GARFIELD H, DALGLEISH T, et al. Systematic review and meta-analysis: Prevalence of posttraumatic stress disorder in trauma-exposed preschool-aged children[J]. J Am Acad Child Adolesc Psychiatry, 2022, 61(3): 366-377.

257. ALLEN L, JONES C, FOX A, et al. The correlation between social support and post-traumatic stress disorder in children and adolescents: A meta-analysis[J]. J Affect Disord, 2021, 294: 543-557.

258. ZALTA A K, TIRONE V, ORLOWSKA D, et al. Examining moderators of the relationship between social support and self-reported PTSD symptoms: A meta-analysis [J]. Psychol Bull, 2021, 147(1): 33-54.

259. HOFFMAN Y, SHRIRA A, BODNER E, et al. Prime and prejudice: The effect of priming context and prejudicial attitudes on post-traumatic stress disorder symptoms following immigrant violence[J]. Psychiatry Res, 2017, 254: 224-231.

260. 刘寅, 陈正根, 张雨青, 等. 创伤后应激障碍的民族差异问题[J]. 心理科学进展, 2011, 19(10): 1511-1517.

261. HEDIGER K, WAGNER J, KUNZI P, et al. Effectiveness of animal-assisted interventions for children and adults with post-traumatic stress disorder symptoms: A systematic review and meta-analysis[J]. Eur J Psychotraumatol, 2021, 12(1): 1879713.

262. VITTE P, BRAGG K, GRAHAM D, et al. The role of canines in the treatment of posttraumatic stress disorder: A systematic review[J]. Psychol Trauma, 2021, 13(8): 899-906.

263. FORD J D, COURTOIS C A. Complex PTSD and borderline personality disorder[J]. Borderline Personal Disord Emot Dysregul, 2021, 8(1): 16.

264. XIAN-YU C Y, DENG N J, ZHANG J, et al. Cognitive behavioral therapy for children and adolescents with post-traumatic stress disorder: Meta-analysis[J]. J Affect Disord, 2022, 308: 502-511.

265. NIEMEYER H, LORBEER N, MOHR J, et al. Evidence-based individual psychotherapy for complex posttraumatic stress disorder and at-risk groups for complex traumatization: A meta-review[J]. J Affect Disord, 2022, 299: 610-619.

266. XIANG Y, CIPRIANI A, TENG T, et al. Comparative efficacy and acceptability of psychotherapies for post-traumatic stress disorder in children and adolescents: A systematic review and network meta-analysis[J]. Evid Based Ment Health, 2021, 24 (4): 153-160.

267. DWORSCHAK C, HEIM E, MAERCKER A. Efficacy of internet-based interventions for common mental disorder symptoms and psychosocial problems in older adults: A systematic review and meta-analysis[J]. Internet Interv, 2022, 27: 100498.

268. KUESTER A, NIEMEYER H, KNAEVELSRUD C. Internet-based interventions for posttraumatic stress: A meta-analysis of randomized controlled trials[J]. Clin Psychol Rev, 2016, 43: 1-16.

269. ROSENBAUM S, VANCAMPFORT D, STEEL Z, et al. Physical activity in the treatment of post-traumatic stress disorder: A systematic review and meta-analysis[J]. Psychiatry Res, 2015, 230(2): 130-136.

270. BJORKMAN F, EKBLOM O. Physical exercise as treatment for PTSD: A systematic review and meta-analysis[J]. Mil Med, 2022, 187(9/10): e1103-e1113.

271. JADHAKHAN F, LAMBERT N, MIDDLEBROOK N, et al. Is exercise/physical activity effective at reducing symptoms of post-traumatic stress disorder in adults: A systematic review [J]. Front Psychol, 2022, 13: 943479.

272. EXLEY S L, OBERMAN L M. Repetitive transcranial magnetic stimulation for the treatment of depression, post-traumatic stress disorder, and suicidal ideation in military populations: A scholarly review [J]. Mil Med, 2022, 187(1/2): e65-e69.

273. MCGIRR A, DEVOE D J, RAEDLER A, et al. Repetitive transcranial magnetic stimulation for the treatment of post-traumatic stress disorder: A systematic review and network meta-analysis[J]. Can J Psychiatry, 2021, 66(9): 763-773.

274. CASEY P. Adjustment disorder: Epidemiology, diagnosis and treatment[J]. CNS Drugs, 2009, 23(11): 927-938.

275. MARGOOB M A, ALI Z, ANDRADE C. Efficacy of ECT in chronic, severe, antidepressant-and CBT-refractory PTSD: An open, prospective study[J]. Brain Stimul, 2010, 3(1): 28-35.

276. MIMS D, WADDELL R. Animal assisted therapy and trauma survivors[J]. J Evid Inf Soc Work, 2016, 13(5): 452-457.

277. OUZZANI M, HAMMADY H, FEDOROWICZ Z, et al. Rayyan-a web and mobile app for systematic reviews[J]. Syst Rev, 2016, 5(1): 210.

278. 熊俊，陈日新. 系统评价 /Meta 分析方法学质量的评价工具 AMSTAR[J]. 中国循证医学杂志，2011，11（9）：1084-1089.

279. 拜争刚，刘少堃，黄崇斐，等. 定性系统评价证据分级工具——CERQual 简介[J]. 中国循证医学杂志，2015，15（12）：1465-1470.

280. BALSHEM H, HELFAND M, SCHUNEMANN H J, et al. GRADE guidelines：3. Rating the quality of evidence[J]. J Clin Epidemiol, 2011, 64（4）：401-406.

281. 陈耀龙，杨克虎，王小钦，等. 中国制订 / 修订临床诊疗指南的指导原则（2022 版）[J]. 中华医学杂志，2022，102（10）：697-703.

282. GUYATT G H, OXMAN A D, VIST G E, et al. GRADE：An emerging consensus on rating quality of evidence and strength of recommendations[J]. BMJ, 2008, 336（7650）：924-926.

283. MARTIN A, NAUNTON M, KOSARI S, et al. Treatment guidelines for PTSD：A systematic review[J]. J Clin Med, 2021, 10（18）：4175.

284. HOSKINS M D, BRIDGES J, SINNERTON R, et al. Pharmacological therapy for post-traumatic stress disorder：A systematic review and meta-analysis of monotherapy, augmentation and head-to-head approaches[J]. Eur J Psychotraumatol, 2021, 12（1）：1802920.

285. HUANG Z D, ZHAO Y F, LI S, et al. Comparative efficacy and acceptability of pharmaceutical management for adults with post-traumatic stress disorder：A systematic review and meta-analysis[J]. Front Pharmacol, 2020, 11：559.

286. ASNIS G M, KOHN S R, HENDERSON M, et al. SSRIs versus non-SSRIs in post-traumatic stress disorder：An update with recommendations[J]. Drugs, 2004, 64（4）：383-404.

287. 位照国，李凌江，BAJOR L A，等. 创伤后应激障碍临床药物治疗指南——哈佛南岸计划之精神药理学规范（PAPHSS）[J]. 国际精神病学杂志，2013，40（1）：5.

288. 海峡两岸医药卫生交流协会睡眠医学专业委员会. 曲唑酮临床应用中国专家共识[J]. 中华医学杂志，2022，102（7）：468-478.

289. WARNER M D, DORN M R, PEABODY C A. Survey on the usefulness of trazodone in patients with PTSD with insomnia or nightmares[J]. Pharmacopsychiatry, 2001, 34（4）：128-131.

290. DE MORAES COSTA G, ZIEGELMANN P K, ZANATTA F B, et al. Efficacy, acceptability, and tolerability of antidepressants for sleep quality disturbances in post-traumatic stress disorder：A systematic review and network meta-analysis[J]. Prog Neuropsychopharmacol Biol Psychiatry, 2022, 117：110557.

291. 张蓝月. 碳酸锂治疗创伤后应激障碍 4 例的疗效报告[J]. 四川精神卫生，2004，17（3）：170.

292. ZHANG Z X, LIU R B, ZHANG J, et al. Clinical outcomes of recommended active pharmacotherapy agents from NICE guideline for post-traumatic stress disorder: Network meta-analysis[J]. Prog Neuropsychopharmacol Biol Psychiatry, 2023, 125: 110754.

293. GUINA J, ROSSETTER S R, DE R B, et al. Benzodiazepines for PTSD: A systematic review and meta-analysis [J]. J Psychiatr Pract, 2015, 21(4): 281-303.

294. CAMPOS B, VINDER V, PASSOS R B F, et al. To BDZ or not to BDZ? That is the question! Is there reliable scientific evidence for or against using benzodiazepines in the aftermath of potentially traumatic events for the prevention of PTSD? A systematic review and meta-analysis[J]. J Psychopharmacol, 2022, 36(4): 449-459.

295. MELANI M S, PAIVA J M, SILVA M C, et al. Absence of definitive scientific evidence that benzodiazepines could hinder the efficacy of exposure-based interventions in adults with anxiety or posttraumatic stress disorders: A systematic review of randomized clinical trials[J]. Depress Anxiety, 2020, 37(12): 1231-1242.

296. SMITH K W, SICIGNANO D J, HERNANDEZ A V, et al. MDMA-assisted psychotherapy for treatment of posttraumatic stress disorder: A systematic review with meta-analysis [J]. J Clin Pharmacol, 2022, 62(4): 463-471.

297. COHEN J A, MANNARINO A P, PEREL J M, et al. A pilot randomized controlled trial of combined trauma-focused CBT and sertraline for childhood PTSD symptoms[J]. J Am Acad Child Adolesc Psychiatry, 2007, 46(7): 811-819.

298. ROBB A S, CUEVA J E, SPORN J, et al. Sertraline treatment of children and adolescents with posttraumatic stress disorder: A double-blind, placebo-controlled trial [J]. J Child Adolesc Psychopharmacol, 2010, 20(6): 463-471.

299. STODDARD F J, LUTHRA R, SORRENTINO E A, et al. A randomized controlled trial of sertraline to prevent posttraumatic stress disorder in burned children[J]. J Child Adolesc Psychopharmacol, 2011, 21(5): 469-477.

300. MARTSENKOVSKYI D. A pilot study: Comparison of one-year outcomes of fluoxetine vs trauma-focused cognitive behavioural therapy of war-related PTSD in children[J]. Eur Neuropsychopharmacol, 2017, 27: S1106-S1107.

301. MARTSENKOVSKYI D. Efficacy and safety of fluoxetine in the treatment of posttraumatic stress disorder in children and adolescents[J]. Eur Neuropsychopharmacol, 2015, 25: S643-S644.

302. SEEDAT S, LOCKHAT R, KAMINER D, et al. An open trial of citalopram in adolescents with post-traumatic stress disorder[J]. Int Clin Psychopharmacol, 2001, 16 (1): 21-25.

303. SEEDAT S, STEIN D J, ZIERVOGEL C, et al. Comparison of response to a selective

serotonin reuptake inhibitor in children, adolescents, and adults with posttraumatic stress disorder[J]. J Child Adolesc Psychopharmacol, 2002, 12(1): 37-46.

304. STATHIS S, MARTIN G, MCKENNA J G. A preliminary case series on the use of quetiapine for posttraumatic stress disorder in juveniles within a youth detention center [J]. J Clin Psychopharm, 2005, 25(6): 539-544.

305. STEINER H, SAXENA K S, CARRION V, et al. Divalproex sodium for the treatment of PTSD and conduct disordered youth: A pilot randomized controlled clinical trial[J]. Child Psychiatry Hum Dev, 2007, 38(3): 183-193.

306. American Psychological Association. (2017). Clinical practice guideline for the treatment of posttraumatic stress disorder(PTSD)in adults. Washington, DC: American Psychological Association[EB/OL]. (2017-2-24)[2024-7-16]. https://www.apa.org/ptsd-guideline/ptsd.pdf.

307. STRAIN J J, DIEFENBACHER A. The adjustment disorders: The conundrums of the diagnoses[J]. Compr Psychiatry, 2008, 49: 121-130.

308. FORBES D, BISSON J, MONSON C, et al. Effective treatments for PTSD. International society for traumatic stress studies[M]. 3th ed. New York: The Guilford Press, 2020.

309. Department of Veterans Affairs, Department of Defense. VA/DOD clinical practice guideline for the management of posttraumatic stress disorder and acute stress disorder[J]. Focus(Am Psychiatr Publ), 2018, 16(4): 430-448.

310. JOHN-BAPTISTE BASTIEN R, JONGSMA H E, KABADAYI M, et al. The effectiveness of psychological interventions for post-traumatic stress disorder in children, adolescents and young adults: A systematic review and meta-analysis [J]. Psychol Med, 2020, 50(10): 1598-1612.

311. JERICHO B, LUO A, BERLE D. Trauma-focused psychotherapies for post-traumatic stress disorder: A systematic review and network meta-analysis[J]. Acta Psychiatr Scand, 2022, 145(2): 132-155.

312. HOPPEN T H, JEHN M, HOLLING H, et al. The efficacy and acceptability of psychological interventions for adult PTSD: A network and pairwise meta-analysis of randomized controlled trials[J]. J Consult Clin Psychol, 2023, 91(8): 445-461.

313. ASMUNDSON G J G, THORISDOTTIR A S, RODEN-FOREMAN J W, et al. A meta-analytic review of cognitive processing therapy for adults with posttraumatic stress disorder[J]. Cogn Behav Ther, 2019, 48(1): 1-14.

314. BRODBECK J, JACINTO S, GOUVEIA A, et al. A web-based self-help intervention for coping with the loss of a partner: Protocol for randomized controlled trials in 3 countries[J]. JMIR Res Protoc, 2022, 11(11): e37827.

315. MACCALLUM F, BRYANT R A. Autobiographical memory following cognitive behaviour therapy for complicated grief[J]. J Behav Ther Exp Psychiatry, 2011, 42(1): 26-31.

316. SIMON N, ROBERTSON L, LEWIS C, et al. Internet-based cognitive and behavioural therapies for post-traumatic stress disorder(PTSD)in adults[J]. Cochrane Database Syst Rev, 2021, 5(5): CD011710.

317. MCLEAN C P, LEVY H C, MILLER M L, et al. Exposure therapy for PTSD: A meta-analysis[J]. Clin Psychol Rev, 2022, 91: 102115.

318. ROSNER R, LUMBECK G, GEISSNER E. Effectiveness of an inpatient group therapy for comorbid complicated grief disorder[J]. Psychother Res, 2011, 21(2): 210-218.

319. LEWIS C, ROBERTS N P, ANDREW M, et al. Psychological therapies for post-traumatic stress disorder in adults: Systematic review and meta-analysis[J]. Eur J Psychotraumatol, 2020, 11(1): 1729633.

320. ROSNER R, PFOH G, KOTOUCOVÁ M. Treatment of complicated grief[J]. Eur J Psychotraumatol, 2011: 2.

321. SANTARNECCHI E, BOSSINI L, VATTI G, et al. Psychological and brain connectivity changes following trauma-focused CBT and EMDR treatment in single-episode PTSD patients[J]. Front Psychol, 2019, 10: 129.

322. NIXONA R D V, KING M W, SMITH B N, et al. Predicting response to cognitive processing therapy for PTSD: A machine-learning approach[J]. Behav Res Ther, 2021, 144: 103920.

323. LEVI O, SHOVAL-ZUCKERMAN Y, FRUCHTER E, et al. Benefits of a Psychodynamic Group Therapy(PGT)model for treating veterans with PTSD[J]. J Clin Psychol, 2017, 73(10): 1247-1258.

324. STEVENS N R, MILLER M L, PUETZ A K, et al. Psychological intervention and treatment for posttraumatic stress disorder during pregnancy: A systematic review and call to action[J]. J Traumatic Stress, 2021, 34(3): 575-585.

325. BROOKS S K, WESTON D, WESSELY S, et al. Effectiveness and acceptability of brief psychoeducational interventions after potentially traumatic events: A systematic review[J]. Eur J Psychotraumatol, 2021, 12(1): 1923110.

326. ZHAO C, ZHAO Z, LEVIN M E, et al. Efficacy and acceptability of mobile application-delivered acceptance and commitment therapy for posttraumatic stress disorder in China: A randomized controlled trial[J]. Behav Res Ther, 2023, 171: 104440.

327. KELLY M M, REILLY E D, AMERAL V, et al. A randomized pilot study of acceptance and commitment therapy to improve social support for veterans with PTSD[J]. J Clin

Med，2022，11（12）：3482.

328. HUANG G，LIN B L，HU J H，et al. Effect of acceptance and commitment therapy on rehabilitation patients with spinal cord injury［J］. Contemp Clin Trials Commun，2021，24：100778.

329. BELSHER B E，BEECH E，EVATT D，et al. Present-centered therapy（PCT）for post-traumatic stress disorder（PTSD）in adults［J］. Cochrane Database Syst Rev，2019（11）：CD012898.

330. BAAS M A M，VAN PAMPUS M G，BRAAM L，et al. The effects of PTSD treatment during pregnancy：Systematic review and case study［J］. Eur J Psychotraumatol，2020，11（1）：1762310.

331. DIMITROV L，MOSCHOPOULOU E，KORSZUN A. Interventions for the treatment of cancer-related traumatic stress symptoms：A systematic review of the literature［J］. Psychooncology，2019，28（5）：970-979.

332. CASEY P，DOHERTY A. Adjustment disorder：Implications for ICD-11 and DSM-5［J］. Br J Psychiatry，2012，201：90-92.

333. BOELEN P A，DE KEIJSER J，VAN DEN HOUT M A，et al. Treatment of complicated grief：A comparison between cognitive-behavioral therapy and supportive counseling［J］. J Consult Clin Psychol，2007，75（2）：277-284.

334. HUANG T，LI H，TAN S，et al. The efficacy and acceptability of exposure therapy for the treatment of post-traumatic stress disorder in children and adolescents：A systematic review and meta-analysis［J］. BMC Psychiatry，2022，22（1）：259.

335. STRELCHUK D，HAMMERTON G，WILES N，et al. PTSD as a mediator of the relationship between trauma and psychotic experiences［J］. Psychol Med，2020，52（13）：2722-2730.

336. JOHANNSEN M，DAMHOLDT M F，ZACHARIAE R，et al. Psychological interventions for grief in adults：A systematic review and meta-analysis of randomized controlled trials［J］. J Affect Disord，2019，253：69-86.

337. MOTT J M，MONDRAGON S，HUNDT N E，et al. Characteristics of U.S. veterans who begin and complete prolonged exposure and cognitive processing therapy for PTSD［J］. J Trauma Stress，2014，27（3）：265-273.

338. ANGELAKIS S，WEBER N，NIXON R D V. Comorbid posttraumatic stress disorder and major depressive disorder：The usefulness of a sequential treatment approach within a randomised design［J］. J Anxiety Disord，2020，76：102324.

339. SIN J，SPAIN D，FURUTA M，et al. Psychological interventions for post-traumatic stress disorder（PTSD）in people with severe mental illness［J］. Cochrane Database Syst Rev，2017，1（1）：CD011464.

340. BRUNET K, BIRCHWOOD M, UPTHEGROVE R, et al. A prospective study of PTSD following recovery from first-episode psychosis: The threat from persecutors, voices, and patienthood[J]. Br J Clin Psychol, 2012, 51(4): 418-433.

341. OKKELS N, TRABJERG B, ARENDT M, et al. Traumatic stress disorders and risk of subsequent schizophrenia spectrum disorder or bipolar disorder: A nationwide cohort study[J]. Schizophr Bull, 2017, 43(1): 180-186.

342. ZEIFMAN R J, LANDY M S H, LIEBMAN R E, et al. Optimizing treatment for comorbid borderline personality disorder and posttraumatic stress disorder: A systematic review of psychotherapeutic approaches and treatment efficacy[J]. Clin Psychol Rev, 2021, 86: 102030.

343. American Psychiatric Association. Diagnostic and statistical manual of mental disorders[EB/OL]. 5th ed. (2014-09-18)[2024-07-01]. https://doi.org/10.1176/appi.books.9780890425596.

344. TREASURE J, DUARTE T A, SCHMIDT U. Eating disorders[J]. Lancet, 2020, 395 (10227): 899-911.

345. UDO T, GRILO C M. Prevalence and correlates of DSM-5-defined eating disorders in a nationally representative sample of U.S. adults[J]. Biol Psychiatry, 2018, 84(5): 345-354.

346. FERRELL E L, RUSSIN S E, FLINT D D. Prevalence estimates of comorbid eating disorders and posttraumatic stress disorder: A quantitative synthesis[J]. J Aggression, Maltreatment Trauma, 2020, 31(2): 264-282.

347. SIMON N M. Treating complicated grief[J]. JAMA, 2013, 310(4): 416-423.

348. 349 TROTTIER K. Posttraumatic stress disorder predicts non-completion of day hospital treatment for bulimia nervosa and other specified feeding/eating disorder[J]. Eur Eat Disord Rev, 2020, 28(3): 343-350.

349. NELSON J D, CUELLAR A E, CHESKIN L J, et al. Eating disorders and posttraumatic stress disorder: A network analysis of the comorbidity[J]. Behav Ther, 2022, 53(2): 310-322.

350. HIMMERICH H, KAN C, AU K, et al. Pharmacological treatment of eating disorders, comorbid mental health problems, malnutrition and physical health consequences[J]. Pharmacol Ther, 2021, 217: 107667.

351. SCHAEFER L M, HAZZARD V M, WONDERLICH S A. Treating eating disorders in the wake of trauma[J]. Lancet Child Adolesc Health, 2022, 6(5): 286-288.

352. BRYAN C J, BUTNER J E, MAY A M, et al. Nonlinear change processes and the emergence of suicidal behavior: A conceptual model based on the fluid vulnerability theory of suicide[J]. New Ideas Psychol, 2020, 57: 10.

353. JAKUPCAK M, COOK J, IMEL Z, et al. Posttraumatic stress disorder as a risk factor

for suicidal ideation in Iraq and Afghanistan War veterans[J]. J Traumatic Stress, 2009, 22: 303-306.

354. JAFARI H, HEIDARI M, HEIDARI S, et al. Risk factors for suicidal behaviours after natural disasters: A systematic review[J]. Malays J Med Sci, 2020, 27(3): 20-33.

355. GLAESMER H, ROMPPEL M, BRÄHLER E, et al. Adjustment disorder as proposed for ICD-11: Dimensionality and symptom differentiation[J]. Psychiatry Research, 229 (3): 940-948.

356. ROBERGE E M, HARRIS J A, WEINSTEIN H R, et al. Treating veterans at risk for suicide: An examination of the safety, tolerability, and outcomes of cognitive processing therapy[J]. J Traumatic Stress, 2021, 34(6): 1228-1237.

357. MANN J J, MICHEL C A, AUERBACH R P, et al. Improving suicide prevention through evidence-based strategies: A systematic review[J]. Focus(Am Psychiatr Publ), 2023, 21(2): 182-196.

358. LERMAN S F, SYLVESTER S, HULTMAN C S, et al. Suicidality after burn injuries: A systematic review[J]. J Burn Care Res, 2021, 42(3): 357-364.

359. BERLIN H A. Antiepileptic drugs for the treatment of post-traumatic stress disorder[J]. Curr Psychiatry Rep, 2007, 9(4): 291-300.

360. DAVIS L L, JEWELL M E, AMBROSE S, et al. A placebo-controlled study of nefazodone for the treatment of chronic posttraumatic stress disorder: A preliminary study[J]. J Clin Psychopharmacol, 2004, 24(3): 291-297.

361. BEDARD-GILLIGAN M, GARCIA N, ZOELLNER L A, et al. Alcohol, cannabis, and other drug use: Engagement and outcome in PTSD treatment[J]. Psychol Addict Behav, 2018, 32(3): 277-288.

362. REDDY N R, KRISHNAMURTHY S. Repeated olanzapine treatment mitigates PTSD like symptoms in rats with changes in cell signaling factors[J]. Brain Res Bull, 2018, 140: 365-377.

363. BRITNELL S R, JACKSON A D, BROWN J N, et al. Aripiprazole for post-traumatic stress disorder: A systematic review[J]. Clin Neuropharmacol, 2017, 40(6): 273-278.

364. ZHANG Y, REN R, SANFORD L D, et al. The effects of prazosin on sleep disturbances in post-traumatic stress disorder: A systematic review and meta-analysis[J]. Sleep Med, 2020, 67: 225-231.

365. BREEN A, BLANKLEY K, FINE J. The efficacy of prazosin for the treatment of posttraumatic stress disorder nightmares in U.S. military veterans[J]. J Am Assoc Nurse Pract, 2017, 9(2): 65-69.

366. FOX H C, ANDERSON G M, TUIT K, et al. Prazosin effects on stress-and cue-induced craving and stress response in alcohol-dependent individuals: Preliminary findings[J].

Alcohol Clin Exp Res, 2012, 36(2): 351-360.

367. FEDER A, COSTI S, RUTTER S B, et al. A randomized controlled trial of repeated ketamine administration for chronic posttraumatic stress disorder[J]. Am J Psychiatry, 2021, 178(2): 193-202.

368. MACEDO T, BARBOSA M, RODRIGUES H, et al. Does CBT have lasting effects in the treatment of PTSD after one year of follow-up? A systematic review of randomized controlled trials[J]. Trends Psychiatry Psychother, 2018, 40(4): 352-359.

369. MARQUES L, EUSTIS E H, DIXON L, et al. Delivering cognitive processing therapy in a community health setting: The influence of Latino culture and community violence on posttraumatic cognitions[J]. Psychol Trauma, 2016, 8(1): 98-106.

370. REYNOLDS C F, MILLER M D, PASTERNAK R E, et al. Treatment of bereavement-related major depressive episodes in later life: A controlled study of acute and continuation treatment with nortriptyline and interpersonal psychotherapy[J]. Am J Psychiatry, 1999, 156(2): 202-208.

371. BACK S E, KILLEEN T, BADOUR C L, et al. Concurrent treatment of substance use disorders and PTSD using prolonged exposure: A randomized clinical trial in military veterans[J]. Addict Behav, 2019, 90: 369-377.

372. ZOELLNER L A, ROY-BYRNE P P, MAVISSAKALIAN M, et al. Doubly randomized preference trial of prolonged exposure versus sertraline for treatment of PTSD[J]. Am J Psychiatry, 2019, 176(4): 287-296.

373. BAUMEISTER H, BACHEM R, DOMHARDT M. Therapy of the adjustment disorder [M]// MAERCKER A. Trauma sequelae. Berlin, Heidelberg: Springer, 2022.

374. HETZEL-RIGGIN M D. Evidence based treatments for trauma-related psychological disorders: A practical guide for clinicians, edited by U. Schnyder and M. Cloitre[J]. J Trauma Dissociation, 2016, 17(4): 520-521.

375. NOVO NAVARRO P, LANDIN-ROMERO R, GUARDIOLA-WANDEN-BERGHE R, et al. 25 years of Eye Movement Desensitization and Reprocessing(EMDR): The EMDR therapy protocol, hypotheses of its mechanism of action and a systematic review of its efficacy in the treatment of post-traumatic stress disorder[J]. Rev Psiquiatr Salud Ment(Engl Ed), 2018, 11(2): 101-114.

376. VAN DER KOLK B A, HODGDON H, GAPEN M, et al. A randomized controlled study of neurofeedback for chronic PTSD[J]. PLoS One, 2016, 11(12): e0166752.

377. HERMAN J L. Trauma and recovery[M]. New York: BasicBooks, 1997.

378. RESICK P A, BOVIN M J, CALLOWAY A L, et al. A critical evaluation of the complex PTSD literature: Implications for DSM-5[J]. J Trauma Stress, 2012, 25(3): 241-251.

379. BREWIN C R, CLOITRE M, HYLAND P, et al. A review of current evidence

regarding the ICD-11 proposals for diagnosing PTSD and complex PTSD[J]. Clin Psychol Rev, 2017, 58: 1-15.

380. CLOITRE M, SHEVLIN M, BREWIN C R, et al. The international trauma questionnaire: Development of a self-report measure of ICD-11 PTSD and complex PTSD[J]. Acta Psychiatr Scand, 2018, 138(6): 536-546.

381. LORENZ L, HYLAND P, MAERCKER A, et al. An empirical assessment of adjustment disorder as proposed for ICD-11 in a general population sample of Israel[J]. J Anxiety Disord, 2018, 54: 65-70.

382. 陆林. 沈渔邨精神病学[M]. 6版. 北京: 人民卫生出版社, 2017.

383. American Psychiatric Association. Diagnostic and statistical manual of mental disorders [M]. 5th ed. Arlington: American Psychiatric Publishing, 2013.

384. CARDEÑA E, KOOPMAN C, CLASSEN C, et al. Psychometric properties of the Stanford Acute Stress Reaction Questionnaire(SASRQ): A valid and reliable measure of acute stress[J]. J Traumatic Stress, 2000, 13(4): 719-734.

385. BRYANT R A, HARVEY A G, DANG S T, et al. Assessing acute stress disorder: Psychometric properties of a structured clinical interview[J]. Psychol Assess, 1998, 10(3): 215-220.

386. BRYANT R A, MOULDS M L, GUTHRIE R M. Acute stress disorder scale: A self-report measure of acute stress disorder[J]. Psychol Assess, 2000, 12(1): 61-68.

387. 杨军. 急性应激反应量表编制及实测研究[D]. 西安: 第四军医大学, 2010.

388. 王好博, 董燕, 李诚, 等. 军人负性应激事件量表的编制与信效度研究[J]. 中国健康心理学杂志, 2017, 25(6): 890-892.

389. 陈禹韬, 徐鹏博, 肖玮, 等. 急性应激反应评估的研究进展[J]. 现代医药卫生, 2019, 35(24): 3795-3798.

390. PANAGIOTI M, GOODING P A, TARRIER N. A meta-analysis of the association between posttraumatic stress disorder and suicidality: the role of comorbid depression[J]. Compr Psychiatry, 2012, 53(7): 915-930.

391. BARRETT E L, TEESSON M, MILLS K L. Associations between substance use, post-traumatic stress disorder and the perpetration of violence: A longitudinal investigation[J]. Addict Behav, 2014, 39(6): 1075-1080.

392. SAMOBOREC S, RUSECKAITE R, AYTON D, et al. Biopsychosocial factors associated with non-recovery after a minor transport-related injury: A systematic review [J]. PLoS One, 2018, 13(6): e0198352.

393. WU H, ZHANG Y, LI S, et al. Care is the doctor's best prescription: The impact of doctor-patient empathy on the physical and mental health of asthmatic patients in China [J]. Psychol Res Behav Manag, 2020, 13: 141-150.

394. VICENTINI G, BURRO R, ROCCA E, et al. Development and evaluation of psychoeducational resources for adult carers to emotionally support young people impacted by wars: A community case study[J]. Front Psychol, 2022, 13: 995232.

395. GARRETT A S, ABAZID L, COHEN J A, et al. Changes in brain volume associated with trauma-focused cognitive behavioral therapy among youth with posttraumatic stress disorder[J]. J Traumatic Stress, 2021, 34(4): 744-756.

396. RONZÓN-TIRADO R, REDONDO N, ZAMARRÓN M D, et al. Does time heal all wounds? How is children's exposure to intimate partner violence related to their current internalizing symptoms? [J]. Front Psychol, 2022, 13: 998423.

397. BUI E, NADAL-VICENS M, SIMON N M. Pharmacological approaches to the treatment of complicated grief: Rationale and a brief review of the literature[J]. Dialogues Clin Neurosci, 2012, 14(2): 149-157.

398. LORENZ R C, BUTLER O, WILLMUND G, et al. Effects of stress on neural processing of combat-related stimuli in deployed soldiers: An fMRI study[J]. Transl Psychiatry, 2022, 12(1): 483.

399. WU C, HOU G, LIN Y, et al. Exploring links between Chinese military recruits' psychological stress and coping style from the person-environment fit perspective: The chain mediating effect of self-efficacy and social support[J]. Front Psychology, 2022, 13: 996865.

400. ENGELMANN P, LÖWE B, HÜSING P. From the identification of biopsychosocial risk factors to an increase in pain-related self-efficacy(IDRIS)-The online-based conveyance of an explanatory model for chronic back pain: Study protocol of a cohort multiple randomized controlled trial[J]. Internet Interv, 2022, 30: 100582.

401. STENE L E, THORESEN S, WENTZEL-LARSEN T, et al. Healthcare utilization after mass trauma: A register-based study of consultations with primary care and mental health services in survivors of terrorism[J]. BMC Psychiatry, 2022, 22(1): 720.

402. CLARK S. How to help your complex patient if you don't know what is wrong[J]. J Patient Exp, 2022, 9: 23743735221133640.

403. KEIJ S M, DE BOER J E, STIGGELBOUT A M, et al. How are patient-related characteristics associated with shared decision-making about treatment? A scoping review of quantitative studies[J]. BMJ Open, 2022, 12(5): e057293.

404. BARRETT E L, MILLS K L, TEESSON M. Hurt people who hurt people: Violence amongst individuals with comorbid substance use disorder and post traumatic stress disorder[J]. Addict Behav, 2011, 36(7): 721-728.

405. CHAMMAS F, JANUEL D, BOUAZIZ N. Inpatient suicide in psychiatric settings: Evaluation of current prevention measures[J]. Front Psychiatry, 2022, 13: 997974.

406. BREWERTON T D. Mechanisms by which adverse childhood experiences, other traumas and PTSD influence the health and well-being of individuals with eating disorders throughout the life span[J]. J Eat Disord, 2022, 10(1): 162.

407. BAGULEY S I, PAVLOVA A, CONSEDINE N S. More than a feeling? What does compassion in healthcare 'look like' to patients? [J]. Health Expect, 2022, 25(4): 1691-1702.

408. ROBERTS N P, KITCHINER N J, KENARDY J, et al. Multiple session early psychological interventions for the prevention of post-traumatic stress disorder[J]. Cochrane Database Syst Rev, 2019, 8: CD006869.

409. JIN F, ASHRAF A A, UL DIN S M, et al. Organisational caring ethical climate and its relationship with workplace bullying and post traumatic stress disorder: The role of type A/B behavioural patterns[J]. Front Psychol, 2022, 13: 1042297.

410. MCWHORTER L G, CHRISTOFFERSON J, NEELY T, et al. Parental post-traumatic stress, overprotective parenting, and emotional and behavioural problems for children with critical congenital heart disease[J]. Cardiol Young, 2022, 32(5): 738-745.

411. ANBESAW T, ZENEBE Y, ASMAMAW A, et al. Post-traumatic stress disorder and associated factors among people who experienced traumatic events in Dessie town, Ethiopia, 2022: A community based study[J]. Front Psychiatry, 2022, 13: 1026878.

412. ISABIRYE R A, NAMULI J D, KINYANDA E. Prevalence and factors associated with post traumatic stress disorder among field police patrol officers serving in Kampala Metropolitan region[J]. BMC Psychiatry, 2022, 22(1): 706.

413. POWERS M B, DOUGLAS M E, DRIVER S, et al. Prevention of posttraumatic stress during inpatient rehabilitation post spinal cord injury: Study protocol for a randomized controlled trial of Brief Prolonged Exposure Therapy (Brief PE)[J]. Contemp Clin Trials Commun, 2022, 30: 101030.

414. ZHOU Y G, SHANG Z L, ZHANG F, et al. PTSD: Past, present and future implications for China[J]. Chin J Traumatol, 2021, 24(4): 187-208.

415. MOHAMMED R, NEUNER F. Putative juvenile terrorists: The relationship between multiple traumatization, mental health, and expectations for reintegration among Islamic State recruited adolescent and young adult fighters[J]. Confl Health, 2022, 16(1): 58.

416. RAMOS-VERA C, SAINTILA J, CALIZAYA-MILLA Y E, et al. Relationship between satisfaction with medical care, physical health, and emotional well-being in adult men: Mediating role of communication[J]. J Prim Care Community Health, 2022, 13: 21501319221114850.

417. IDE K, ASAMI T, SUDA A, et al. The psychological distress and suicide-related in hospital workers during the COVID-19 pandemic: Second results from repeated cross-

sectional surveys[J]. PLoS One, 2022, 17(11): e0277174.

418. OKANO L, JONES G, DEYO B, et al. Therapeutic setting as an essential component of psychedelic research methodology: Reporting recommendations emerging from clinical trials of 3, 4-methylenedioxymethamphetamine for post-traumatic stress disorder[J]. Front Psychiatry, 2022, 13: 965641.

419. SELAMAN Z M H, CHARTRAND H K, BOLTON J M, et al. Which symptoms of post-traumatic stress disorder are associated with suicide attempts? [J]. J Anxiety Disord, 2014, 28(2): 246-251.

420. HOLOWKA D W, MARX B P. Assessing PTSD-related functional impairment and quality of life[EB/OL]. (2012-11-21)[2024-07-01]. https://academic.oup.com/edited-volume/28265/chapter-abstract/213427363? redirectedFrom=fulltext.

421. GARIN O, AYUSO-MATEOS J L, ALMANSA J, et al. Validation of the "World Health Organization Disability Assessment Schedule, WHODAS-2" in patients with chronic diseases[J]. Health Qual Life Outcomes, 2010, 8(1): 51.

422. 世界卫生组织分类、评定、调查与术语项目小组(CAS), 张爱民, 蔡飞鸣, 等. 世界卫生组织残疾评定项目及其与《国际功能、残疾和健康分类》的关系[J]. 中国康复理论与实践, 2003, 9(1): 15-17.

423. 王莲娥, 周洁, 金欢. 世界卫生组织残疾评定量表第 2 版中文版在精神残疾评定中的信效度检验[J]. 中国心理卫生杂志, 2013, 27(2): 121-125.

424. 许军, 胡敏燕, 杨云滨, 等. 健康测量量表 SF-36[J]. 中国行为医学科学, 1999, 8(2): 150-152.

425. LI L, WANG H M, SHEN Y. Chinese SF-36 Health Survey: Translation, cultural adaptation, validation, and normalisation[J]. J Epidemiol Community Health, 2003, 57(4): 259-263.

426. WANG R, WU C, ZHAO Y, et al. Health related quality of life measured by SF-36: A population-based study in Shanghai, China[J]. BMC Public Health, 2008, 8(1): 292.

427. LAM E T P, LAM C L K, FONG D Y T, et al. Is the SF-12 version 2 Health Survey a valid and equivalent substitute for the SF-36 version 2 Health Survey for the Chinese? [J]. J Eval Clin Pract, 2013, 19(1): 200-208.

428. HALL R C. Global assessment of functioning. A modified scale[J]. Psychosomatics, 1995, 36(3): 267-275.

429. MOROSINI P L, MAGLIANO L, BRAMBILLA L, et al. Development, reliability and acceptability of a new version of the DSM-Ⅳ Social and Occupational Functioning Assessment Scale(SOFAS)to assess routine social funtioning[J]. Acta Psychiatr Scand, 2000, 101(4): 323-329.

430. The WHOQOL Group. The World Health Organization quality of life assessment

（WHOQOL）: Development and general psychometric properties[J]. Soc Sci Med, 1998, 46(12): 1569-1585.

431. FRISCH M B, CORNELL J, VILLANUEVA M, et al. Clinical validation of the quality of life inventory: A measure of life satisfaction for use in treatment planning and outcome assessment[J]. Psychol Assess, 1992, 4: 92-101.

432. 李凌江, 杨德森, 周亮, 等. 世界卫生组织生活质量问卷在中国应用的信度及效度研究[J]. 中华精神科杂志, 2003(3): 18-22.

433. TAGGART WASSON L, SHAFFER J A, EDMONDSON D, et al. Posttraumatic stress disorder and nonadherence to medications prescribed for chronic medical conditions: A meta-analysis[J]. J Psychiatr Res, 2018, 102: 102-109.

434. KURZ J. Improving utilization of and adherence to treatment for post-traumatic stress disorder among U.S. servicemembers and veterans[D]. Santa Monica, CA: RAND Corporation, 2015.

435. SCHAAL S, JACOB N, DUSINGIZEMUNGU J P, et al. Rates and risks for prolonged grief disorder in a sample of orphaned and widowed genocide survivors[J]. Bmc Psychiatry, 2010, 10: 55.

436. HOU J, FU J, MENG S, et al. Posttraumatic stress disorder and nonadherence to treatment in people living with HIV: A systematic review and meta-analysis[J]. Front Psychiatry, 2020, 11: 834.

437. BERKE D S, KLINE N K, WACHEN J S, et al. Predictors of attendance and dropout in three randomized controlled trials of PTSD treatment for active duty service members[J]. Behav Res Ther, 2019, 118: 7-17.

438. SPOONT M, SAYER N, NELSON D B. PTSD and treatment adherence: The role of health beliefs[J]. J Nerv Ment Dis, 2005, 193(8): 515-522.

439. MEIS L A, GLYNN S M, SPOONT M R, et al. Can families help veterans get more from PTSD treatment? A randomized clinical trial examining prolonged exposure with and without family involvement[J]. Trials, 2022, 23(1): 243.

440. American Psychological Association. Clinical practice guideline for the treatment of posttraumatic stress disorder(PTSD)in adults[EB/OL]. (2017-02-24)[2024-07-01]. https://www.apa.org/ptsd-guideline/ptsd.pdf.

441. GOUVEIA F V, DAVIDSON B, MENG Y, et al. Treating post-traumatic stress disorder with neuromodulation therapies: Transcranial magnetic stimulation, transcranial direct current stimulation, and deep brain stimulation[J]. Neurotherapeutics, 2020, 17(4): 1747-1756.

442. WAHBEH H, SENDERS A, NEUENDORF R, et al. Complementary and alternative medicine for posttraumatic stress disorder symptoms: A systematic review[J]. Focus

(Am Psychiatr Publ), 2018, 16(1): 98-112.

443. O'DONNELL M L, ALKEMADE N, CREAMER M, et al. A longitudinal study of adjustment disorder after trauma exposure[J]. Am J Psychiatry, 2016, 173(12): 1231-1238.

444. HARRIS A, REECE J. Transcranial magnetic stimulation as a treatment for posttraumatic stress disorder: A meta-analysis[J]. J Affect Disord, 2021, 289: 55-65.

445. DELALIBERA M, COELHO A, BARBOSA A. Validation of prolonged grief disorder instrument for Portuguese population[J]. Acta Medica Portuguesa, 2011, 24(6): 935-942.

446. MAURO C, REYNOLDS C F, MAERCKER A, et al. Prolonged grief disorder: Clinical utility of ICD-11 diagnostic guidelines[J]. Psychol Med, 2019, 49(5): 861-867.

447. MILROD B, KEEFE J R, CHOO T H, et al. Separation anxiety in PTSD: A pilot study of mechanisms in patients undergoing IPT[J]. Depress Anxiety, 2020, 37(4): 386-395.

448. JIANG R F, TONG H Q, DELUCCHI K L, et al. Interpersonal psychotherapy versus treatment as usual for PTSD and depression among Sichuan earthquake survivors: A randomized clinical trial[J]. Confl Health, 2014, 8: 14.

449. PROENÇA C R, MARKOWITZ J C, PRADO E A, et al. Attrition in interpersonal psychotherapy among women with post-traumatic stress disorder following sexual assault[J]. Front Psychol, 2019, 10: 2120.

450. MALIKOWSKA-RACIA N, SAŁAT K, NOWACZYK A, et al. Dopamine D2/D3 receptor agonists attenuate PTSD-like symptoms in mice exposed to single prolonged stress[J]. Neuropharmacology, 2019, 155: 1-9.

451. COHEN S, IFERGANE G, VAINER E, et al. The wake-promoting drug modafinil stimulates specific hypothalamic circuits to promote adaptive stress responses in an animal model of PTSD[J]. Transl Psychiatry, 2016, 6(10): e917.

452. MITHOEFER M C, MITHOEFER A T, FEDUCCIA A A, et al. 3, 4-methylenedioxyme-thamphetamine(MDMA)-assisted psychotherapy for post-traumatic stress disorder in military veterans, firefighters, and police officers: A randomised, double-blind, dose-response, phase 2 clinical trial[J]. Lancet Psychiatry, 2018, 5(6): 486-497.

453. FEDUCCIA A A, HOLLAND J, MITHOEFER M C. Progress and promise for the MDMA drug development program[J]. Psychopharmacology(Berl), 2018, 235(2): 561-571.

454. FEDUCCIA A A, MITHOEFER M C, JEROME L, et al. Response to the consensus statement of the PTSD psychopharmacology working group[J]. Biol Psychiatry, 2018, 84(2): e21-e22.

455. GRISARU N, AMIR M, COHEN H, et al. Effect of transcranial magnetic stimulation in

posttraumatic stress disorder: A preliminary study[J]. Biol Psychiatry, 1998, 44(1): 52-55.

456. KOZEL F A, VAN TREES K, LARSON V, et al. One hertz versus ten hertz repetitive TMS treatment of PTSD: A randomized clinical trial[J]. Psychiatry Res, 2019, 273: 153-162.

457. COHEN H, KAPLAN Z, KOTLER M, et al. Repetitive transcranial magnetic stimulation of the right dorsolateral prefrontal cortex in posttraumatic stress disorder: A double-blind, placebo-controlled study[J]. Am J Psychiatry, 2004, 161(3): 515-524.

458. NAM D H, PAE C U, CHAE J H. Low-frequency, repetitive transcranial magnetic stimulation for the treatment of patients with posttraumatic stress disorder: A double-blind, sham-controlled study[J]. Clin Psychopharmacol Neurosci, 2013, 11(2): 96-102.

459. PHILIP N S, BARREDO J, AIKEN E, et al. Theta-burst transcranial magnetic stimulation for posttraumatic stress disorder[J]. Am J Psychiatry, 2019, 176(11): 939-948.

460. BOGGIO P S, ROCHA M, OLIVEIRA M O, et al. Noninvasive brain stimulation with high-frequency and low-intensity repetitive transcranial magnetic stimulation treatment for posttraumatic stress disorder[J]. J Clin Psychiatry, 2010, 71(8): 992-999.

461. AHMADIZADEH M J, REZAEI M. Unilateral right and bilateral dorsolateral prefrontal cortex transcranial magnetic stimulation in treatment post-traumatic stress disorder: A randomized controlled study[J]. Brain Res Bull, 2018, 140: 334-340.

462. WOODSIDE D B, COLTON P, LAM E, et al. Dorsomedial prefrontal cortex repetitive transcranial magnetic stimulation treatment of posttraumatic stress disorder in eating disorders: An open-label case series[J]. Int J Eat Disord, 2017, 50(10): 1231-1234.

463. PHILIP N S, RIDOUT S J, ALBRIGHT S E, et al. 5-Hz transcranial magnetic stimulation for comorbid posttraumatic stress disorder and major depression[J]. J Trauma Stress, 2016, 29(1): 93-96.

464. KOZEL F A, MOTES M A, DIDEHBANI N, et al. Repetitive TMS to augment cognitive processing therapy in combat veterans of recent conflicts with PTSD: A randomized clinical trial[J]. J Affect Disord, 2018, 229: 506-514.

465. FRYML L D, PELIC C G, ACIERNO R, et al. Exposure therapy and simultaneous repetitive transcranial magnetic stimulation: A controlled pilot trial for the treatment of posttraumatic stress disorder[J]. J ECT, 2019, 35(1): 53-60.

466. ISSERLES M, SHALEV A Y, ROTH Y, et al. Effectiveness of deep transcranial magnetic stimulation combined with a brief exposure procedure in post-traumatic stress disorder: A pilot study[J]. Brain Stimul, 2013, 6(3): 377-383.

467. KARRIS B C, CAPOBIANCO M. Subconjunctival hemorrhage after high frequency right-sided repetitive transcranial magnetic stimulation[J]. Brain Stimul, 2014, 7(3): 494-495.

468. ISSERLES M, TENDLER A, ROTH Y, et al. Deep transcranial magnetic stimulation combined with brief exposure for posttraumatic stress disorder: A prospective multisite randomized trial[J]. Biol Psychiatry, 2021, 90(10): 721-728.

469. VAN'T WOUT M, LONGO S M, REDDY M K, et al. Transcranial direct current stimulation may modulate extinction memory in posttraumatic stress disorder[J]. Brain Behav, 2017, 7(5): e00681.

470. SAUNDERS N, DOWNHAM R, TURMAN B, et al. Working memory training with tDCS improves behavioral and neurophysiological symptoms in pilot group with post-traumatic stress disorder(PTSD) and with poor working memory[J]. Neurocase, 2015, 21(3): 271-278.

471. VAN'T WOUT-FRANK M, SHEA M T, et al. Combined transcranial direct current stimulation with virtual reality exposure for posttraumatic stress disorder: Feasibility and pilot results[J]. Brain Stimul, 2019, 12(1): 41-43.

472. AHMADIZADEH M J, REZAEI M, FITZGERALD P B. Transcranial direct current stimulation(tDCS) for post-traumatic stress disorder(PTSD): A randomized, double-blinded, controlled trial[J]. Brain Res Bull, 2019, 153: 273-278.

473. RUTHERFORD B R, POTT E, TANDLER J M, et al. Placebo response in antipsychotic clinical trials: A meta-analysis[J]. JAMA Psychiatry, 2014, 71(12): 1409-1421.

474. MANCINI M, WADE A G, PERUGI G, et al. Impact of patient selection and study characteristics on signal detection in placebo-controlled trials with antidepressants[J]. J Psychiatr Res, 2014, 51: 21-29.

475. HAMANI C, DAVIDSON B, LEVITT A, et al. Patient with posttraumatic stress disorder successfully treated with deep brain stimulation of the medial prefrontal cortex and uncinate fasciculus[J]. Biol Psychiatry, 2020, 88(11): e57-e59.

476. LANGEVIN J P, KOEK R J, SCHWARTZ H N, et al. Deep brain stimulation of the basolateral amygdala for treatment-refractory posttraumatic stress disorder[J]. Biol Psychiatry, 2016, 79(10): e82-e84.

477. HAMANI C, DAVIDSON B, CORCHS F, et al. Deep brain stimulation of the subgenual cingulum and uncinate fasciculus for the treatment of posttraumatic stress disorder[J]. Sci Adv, 2022, 8(48): eadc9970.

478. STIDD D A, VOGELSANG K, KRAHL S E, et al. Amygdala deep brain stimulation is superior to paroxetine treatment in a rat model of posttraumatic stress disorder[J]. Brain Stimul, 2013, 6(6): 837-844.

479. SUI L, HUANG S, PENG B, et al. Deep brain stimulation of the amygdala alleviates fear conditioning-induced alterations in synaptic plasticity in the cortical-amygdala pathway and fear memory[J]. J Neural Transm(Vienna), 2014, 121(7): 773-782.

480. YOUSSEF N A，MCCALL W V，ANDRADE C. The role of ECT in posttraumatic stress disorder：A systematic review［J］. Ann Clin Psychiatry，2017，29（1）：62-70.

481. CARPENTER L L，CONELEA C，TYRKA A R，et al. 5 Hz Repetitive transcranial magnetic stimulation for posttraumatic stress disorder comorbid with major depressive disorder［J］. J Affect Disord，2018，235：414-420.

482. KELLNER C H，ROMANELLA S M. ECT as a Novel treatment for PTSD［J］. J ECT，2019，35（2）：e13.

483. KASTER T S，GOLDBLOOM D S，DASKALAKIS Z J，et al. Electroconvulsive therapy for depression with comorbid borderline personality disorder or post-traumatic stress disorder：A matched retrospective cohort study［J］. Brain Stimul，2018，11（1）：204-212.

484. AHMADI N，MOSS L，SIMON E，et al. Efficacy and long-term clinical outcome of comorbid posttraumatic stress disorder and major depressive disorder after electroconvulsive therapy［J］. Depress Anxiety，2016，33（7）：640-647.

485. KROES M C，TENDOLKAR I，VAN WINGEN G A，et al. An electroconvulsive therapy procedure impairs reconsolidation of episodic memories in humans［J］. Nat Neurosci，2014，17（2）：204-206.

486. GAHR M，SCHONFELDT-LECUONA C，SPITZER M，et al. Electroconvulsive therapy and posttraumatic stress disorder：First experience with conversation-based reactivation of traumatic memory contents and subsequent ECT-mediated impairment of reconsolidation［J］. J Neuropsychiatry Clin Neurosci，2014，26（3）：E38-E39.

487. AHMADI N，MOSS L，HAUSER P，et al. Clinical outcome of maintenance electroconvulsive therapy in comorbid posttraumatic stress disorder and major depressive disorder［J］. J Psychiatr Res，2018，105：132-136.

488. STEINGRIMSSON S，BILONIC G，EKELUND A C，et al. Electroencephalography-based neurofeedback as treatment for post-traumatic stress disorder：A systematic review and meta-analysis［J］. Eur Psychiatry，2020，63（1）：e7.

489. 李西云，金睿，郑成强，等. 中医治疗创伤后应激障碍的研究进展［J］. 湖北中医杂志，2015，37（3）：74-76.

490. GRANT S，COLAIACO B，MOTALA A，et al. Acupuncture for the treatment of adults with posttraumatic stress disorder：A systematic review and meta-analysis［J］. J Trauma Dissociation，2018，19（1）：39-58.

491. NILES B L，REID K F，WHITWORTH J W，et al. Tai Chi and Qigong for trauma exposed populations：A systematic review［J］. Ment Health Phys Act，2022，22：10.

492. HUBERTY J，SULLIVAN M，GREEN J，et al. Online yoga to reduce post traumatic stress in women who have experienced stillbirth：A randomized control feasibility trial［J］. BMC Complement Med Ther，2020，20（1）：173.

493. KRYSTAL J H, DAVIS L L, NEYLAN T C, et al. It is time to address the crisis in the pharmacotherapy of posttraumatic stress disorder: A consensus statement of the PTSD psychopharmacology working group[J]. Biol Psychiatry, 2017, 82(7): e51-e59.

494. SEPPALA E M, NITSCHKE J B, TUDORASCU D L, et al. Breathing-based meditation decreases posttraumatic stress disorder symptoms in U.S. military veterans: A randomized controlled longitudinal study[J]. J Trauma Stress, 2014, 27(4): 397-405.

495. MITCHELL K S, DICK A M, DIMARTINO D M, et al. A pilot study of a randomized controlled trial of yoga as an intervention for PTSD symptoms in women[J]. J Trauma Stress, 2014, 27(2): 121-128.

496. BISSON J I, VAN GELDEREN M, ROBERTS N P, et al. Non-pharmacological and non-psychological approaches to the treatment of PTSD: Results of a systematic review and meta-analyses[J]. Eur J Psychotraumatol, 2020, 11(1): 1795361.

497. ZHU L, LI L, LI X Z, et al. Mind-body exercises for PTSD symptoms, depression, and anxiety in patients with PTSD: A systematic review and meta-analysis[J]. Front Psychol, 2021, 12: 738211.

498. GOREIS A, FELNHOFER A, KAFKA J X, et al. Efficacy of self-management smartphone-based apps for post-traumatic stress disorder symptoms: A systematic review and meta-analysis[J]. Front Neurosci, 2020, 14: 3.

499. WICKERSHAM A, PETRIDES P M, WILLIAMSON V, et al. Efficacy of mobile application interventions for the treatment of post-traumatic stress disorder: A systematic review[J]. Digit Health, 2019, 5: 2055207619842986.

500. 严波, 刘瑾媛, 霍泳琦, 等. 智能手机 app 对创伤后应激障碍干预效果的 meta 分析 [J]. 中国医院统计, 2020, 27(5): 403-407.

501. GOETTER E M, BUI E, OJSERKIS R A, et al. A systematic review of dropout from psychotherapy for posttraumatic stress disorder among Iraq and Afghanistan combat veterans[J]. J Trauma Stress, 2015, 28(5): 401-409.

502. STEENKAMP M M, LITZ B T, HOGE C W, et al. Psychotherapy for military-related PTSD: A review of randomized clinical trials[J]. JAMA, 2015, 314(5): 489-500.

503. HOSKINS M, PEARCE J, BETHELL A, et al. Pharmacotherapy for post-traumatic stress disorder: Systematic review and meta-analysis[J]. Br J Psychiatry, 2015, 206 (2): 93-100.

504. LEE D J, SCHNITZLEIN C W, WOLF J P, et al. Psychotherapy versus pharmacotherapy for posttraumatic stress disorder: Systemic review and meta-analyses to determine first-line treatments[J]. Depress Anxiety, 2016, 33(9): 792-806.

505. DE KLEINE R A, ROTHBAUM B O, VAN MINNEN A. Pharmacological enhancement of exposure-based treatment in PTSD: A qualitative review[J]. Eur J Psychotraumatol, 2013: 4.

506. MERZ J, SCHWARZER G, GERGER H. Comparative efficacy and acceptability of pharmacological, psychotherapeutic, and combination treatments in adults with posttraumatic stress disorder: A network meta-analysis[J]. JAMA Psychiatry, 2019, 76 (9): 904-913.

507. LIJFFIJT M, GREEN C E, BALDERSTON N, et al. A proof-of-mechanism study to test effects of the NMDA receptor antagonist lanicemine on behavioral sensitization in individuals with symptoms of PTSD[J]. Front Psychiatry, 2019, 10: 846.

508. ISHIKAWA R, KIM R, NAMBA T, et al. Time-dependent enhancement of hippocampus-dependent memory after treatment with memantine: Implications for enhanced hippocampal adult neurogenesis[J]. Hippocampus, 2014, 24(7): 784-793.

509. AKERS K G, MARTINEZ-CANABAL A, RESTIVO L, et al. Hippocampal neurogenesis regulates forgetting during adulthood and infancy[J]. Science, 2014, 344 (6184): 598-602.

510. KIDA S. Reconsolidation/destabilization, extinction and forgetting of fear memory as therapeutic targets for PTSD[J]. Psychopharmacology (Berl), 2019, 236(1): 49-57.

511. HORI H, ITOH M, MATSUI M, et al. The efficacy of memantine in the treatment of civilian posttraumatic stress disorder: An open-label trial[J]. Eur J Psychotraumatol, 2021, 12(1): 1859821.

512. RAMASWAMY S, MADABUSHI J, HUNZIKER J, et al. An open-label trial of memantine for cognitive impairment in patients with posttraumatic stress disorder[J]. J Aging Res, 2015, 2015: 934162.

513. BATELAAN N M, BOSMAN R C, MUNTINGH A, et al. Risk of relapse after antidepressant discontinuation in anxiety disorders, obsessive-compulsive disorder, and post-traumatic stress disorder: Systematic review and meta-analysis of relapse prevention trials[J]. BMJ, 2017, 358: j3927.

514. KLINE A C, COOPER A A, RYTWINKSI N K, et al. Long-term efficacy of psychotherapy for posttraumatic stress disorder: A meta-analysis of randomized controlled trials[J]. Clin Psychol Rev, 2018, 59: 30-40.

515. 李丹. 地震创伤后应激障碍学生沙盘游戏干预模式的建立及效果检验[D]. 昆明: 云南师范大学, 2015.

516. 曹金凤. 沙盘疗法对 PTSD 的干预研究[D]. 延吉: 延边大学, 2018.

517. 熊婉婷, 吴和鸣, 陈静. 延长哀伤障碍的诊断评估与治疗研究进展[J]. 神经损伤与功能重建, 2023, 18(4): 213-215.

518. 弋新, 高静, 吴晨曦, 等. 中文版延长哀伤障碍问卷的信效度验证[J]. 重庆医学, 2016, 45(7): 943-946.

519. 高岚, 申荷永. 沙盘游戏疗法[M]. 北京: 中国人民大学出版社, 2012.

82